Sill/Schmoller/Meyer

**Besser leben mit chronischer Bronchitis und Lungenemphysem**

Prof. Dr. med. Volker Sill
Dr. med. Tibor Schmoller
Priv.-Doz. Dr. med. Andreas Meyer

# Besser leben mit chronischer Bronchitis und Lungenemphysem

- Wieder freier durchatmen im Alltag
- Nutzen Sie die neuesten Behandlungen bei COPD
- So steigern Sie Ihre körperliche Belastbarkeit

TRIAS

*Bibliografische Information Der Deutschen Bibliothek*
Die Deutsche Bibliothek verzeichnet diese Publikation in der Deutschen Nationalbibliografie; detaillierte bibliografische Daten sind im Internet über http://dnb.ddb.de abrufbar.

Leserservice

Wenn Sie Fragen oder Anregungen zu diesem Buch haben, schreiben Sie uns:
TRIAS Verlag
Postfach 30 05 04
70445 Stuttgart
Oder besuchen Sie uns im Internet:
www.trias-gesundheit.de

Umschlaggestaltung:
Cyclus · Visuelle Kommunikation, Stuttgart

Umschlagfoto:
Vorn: ZEFA, hinten: Mauritius

Textabbildungen:
Prof. Dr. K. Morgenroth: Abb. 1 a, b, 3 a, b, 5, 9 a, b, 10 a, 11; Viorel Constantinescu: Abb. 2, 4, 10 b, 12, 13, 14, 16, 19, 23, 27, 28, 32, 33, Übung 6 und 7; Christiane von Solodkoff: Abb. 7, 8, 22, Übung 1–5, Übung 8 und 9; von den Autoren: Abb. 6, 15, 17, 18, 20, 21, 24, 25, 26, 29, 30, 31

Programmplanung:
Uta Spieldiener

Redaktion: Karl Quadt

**Wichtiger Hinweis:**
Wie jede Wissenschaft ist die Medizin ständigen Entwicklungen unterworfen. Forschung und klinische Erfahrung erweitern unsere Erkenntnisse, insbesondere was Behandlung und medikamentöse Therapie anbelangt. Soweit in diesem Werk eine Dosierung oder eine Applikation erwähnt wird, darf der Leser zwar darauf vertrauen, dass Autoren und Verlag große Sorgfalt darauf verwandt haben, dass diese Angabe **dem Wissensstand bei Fertigstellung des Werkes** entspricht.
Für Angaben über Dosierungsanweisungen und Applikationsformen kann vom Verlag jedoch keine Gewähr übernommen werden. **Jeder Benutzer ist angehalten,** durch sorgfältige Prüfung der Beipackzettel der verwendeten Präparate und gegebenenfalls nach Konsultation eines Spezialisten festzustellen, ob die dort gegebene Empfehlung für Dosierungen oder die Beachtung von Kontraindikationen gegenüber der Angabe in diesem Buch abweicht. Eine solche Prüfung ist besonders wichtig bei selten verwendeten Präparaten oder solchen, die neu auf den Markt gebracht worden sind. **Jede Dosierung oder Anwendung erfolgt auf eigene Gefahr des Benutzers.** Autoren und Verlag appellieren an jeden Benutzer, ihm etwa auffallende Ungenauigkeiten dem Verlag mitzuteilen.



Satz: Fotosatz H. Buck, Kumhausen
Druck: Westermann Druck Zwickau GmbH

Gedruckt auf chlorfrei gebleichtem Papier

ISBN 3-8304-3121-X 1 2 3 4 5 6

# Zu diesem Buch

Chronische Erkrankungen sind nur mit sehr viel Einsatz von Patient und Arzt optimal zu behandeln. Versagt einer der beiden Partner, ist der Leidtragende der Patient. Chronisch erkrankte Atemwegspatienten können es sich nicht erlauben, schicksalsergeben ein Rezept in der Apotheke einzulösen und auf eine Wunderheilung zu hoffen.

Wissen über die Krankheit, den Umgang mit den Medikamenten, das Atemtraining sowie über allgemeine Verhaltensweisen bedeutet Freiheit und Unabhängigkeit, aber auch mehr Luft zum Leben und weniger Angst vor der nahenden Nacht und dem nächsten Tag. Lassen Sie sich nicht von Ihrer Erkrankung beherrschen, sondern beherrschen Sie Ihre Erkrankung.

Im langjährigen Umgang mit sehr vielen Ihrer Leidensgenossen haben wir erfahren, dass in der Sprechstunde oder im Krankenzimmer zu wenig Zeit für eine umfassende Beratung bleibt. Zudem wird das Gesagte oft auch falsch verstanden oder wieder schnell vergessen. Auch wir, Ihre Ärzte, haben unser Wissen nicht in 10 Minuten erlernt, sondern in vielen Stunden erarbeitet.

Wenn Sie Ihre Lebenserwartung und Ihre Lebensqualität verbessern wollen, dann schlagen Sie dieses Buch auf und lesen die Kapitel in Ruhe durch. Wenn Sie etwas vergessen haben, greifen Sie erneut nach Ihrem neuen Wegbegleiter. Wir sind sicher, Sie werden dadurch ein gleichberechtigter Partner Ihres Arztes und Sie finden viele Hinweise, die Sie dankbar aufgreifen. Viel Erfolg!

Herrn Prof. Dr. K. Morgenroth, Bochum, sind wir für die großzügige Unterstützung mit Bildmaterial besonders dankbar. Die Aufnahmen veranschaulichen eindrucksvoll die krankhaften Veränderungen und erleichtern Ihnen das Verständnis Ihrer Erkrankung.

Für Anregungen und Verbesserungsvorschläge sind wir dankbar; schreiben Sie uns!

Hamburg, im Juni 2003

Andreas Meyer
Tibor Schmoller
Volker Sill

# Verlust der Leichtigkeit des Seins

Niemals war »Mann« erwachsener als nach der ersten Zigarette, die vor 50 Jahren im Alter von 16 geraucht wurde und heute bereits mit 12 Jahren. Niemals fühlte sich »Frau« gleichberechtigter als zu der Zeit, als sie lässig mit schnippendem Finger die Asche von der »Ersten« abklopfte. Keiner ahnte, dass die stolz geschwellte Brust nach der »Ersten auf Lunge« die Vorstufe einer Blählunge war.

Die zwei Zehntel langsamer im Sprint, die drei Sekunden längere Verschnaufpause mit 25 Jahren nach dem Sport fallen noch nicht auf. Schleichend, unbemerkt rauchen Sie »auf Kosten Ihrer Lunge«. Ihre Lebensqualität ist uneingeschränkt, Sie fühlen sich noch unsterblich. Sie erleiden noch nicht die angsterfüllenden Luftnotanfälle wie beim Asthma, die Ihnen Ihre Krankheit bewusst werden lassen. Wenn Sie daran denken, die zweite Hälfte Ihres Lebens schön zu gestalten, holt Sie Ihre Sorglosigkeit unweigerlich ein. Die Schwerelosigkeit der Atmung und die Leichtigkeit des Seins sind dann für immer verloren. Retten Sie wenigstens, was noch zu retten ist!

## Chronische Bronchitis

Der schreckliche Husten, der brennende Schmerz in der Luftröhre und der vermehrte schleimige Auswurf einer akuten Bronchitis bleiben unvergessen. Die Ursache war fast immer eine Entzündung der Atemwege durch Viren. Die durch Viren geschädigte Bronchialschleimhaut (Bronchialepithel) erleichtert das »Andocken« von Bakterien, und nicht wenige Patienten erleiden zusätzlich eine bakterielle Entzündung. Sie ist daran zu erkennen, dass der Auswurf seine Farbe von glasig zu grünlich wechselt. Weil diese Erkrankung plötzlich auftritt und nach ca. 2–6 Wochen wieder abgeklungen ist, spricht man von einer akuten Bronchitis.

Auch der Lungengesunde produziert jeden Tag ca. eine halbe Tasse voll Schleim, was sehr sinnvoll ist. Dieser Schleim schützt die darunter versteckt liegende Schleimhaut vor Schmutzpartikeln und Krankheitserregern (überwiegend Viren und Bakterien). Der im geschmeidigen Schleim eingepackte »Umweltmüll« wird mittels der Flimmerhärchen-Rolltreppe (siehe Abb. 10 b) in den Rachen befördert und von uns unbemerkt mit dem Speichel verschluckt. Die Magensäure hilft dann beim Abtöten der meisten Bakterien.

### Wann ist eine Bronchitis chronisch?

Als chronisch wird eine Bronchitis nach Empfehlungen der Weltgesundheitsorganisation (WHO) bezeichnet, wenn die Atemwege unabhängig von der Ursache vermehrt Schleim – bis zum Dreifachen der normalen Schleimmenge – produzieren und dadurch an zwei aufeinander folgenden Jahren an mehr als drei Monaten pro Jahr Husten und Auswurf entstehen.

Beim chronischen Verlauf der Bronchitis fehlt zum Glück der Schmerz in der Luftröhre.

In der Frühphase leidet der Patient meist »nur« an morgendlichem Husten und Auswurf. Diese Beschwerden kennt fast jeder Raucher als den typischen »Raucherhusten«. Eine wesentliche Verengung der Atemwege fehlt noch. Nur sehr wenige Raucher besitzen das Glück, dass die Erkrankung auf diesem Niveau scheinbar verharrt. Die Mehrzahl der Patienten entwickelt zusätzlich eine Verengung (Obstruktion) der Atemwege durch

- Zunahme der Schleimproduktion und Schleimhautschwellung,
- narbige Veränderungen der Bronchialwand und
- eventuell Verkrampfung der Atemwegsmuskulatur (Spasmus).

Der Schleim vermehrt sich leider nicht nur, sondern ist auch klumpig, zäh haftend an den Atemwegswänden und wirkt z. T. wie ein Pfropf auf einem Flaschenhals. Es entstehen pfeifende Atemgeräusche wie beim Asthma. Das Ein- und insbesondere das Ausatmen wird anstrengender, die Luft muss durch die eingeengten Atemwege herausgepresst werden. Der Patient erleidet Luftnot, die zunehmend qualvoller wird. Wegen der jetzt vorhandenen und messbaren Verengung (Obstruktion) der Atemwege spricht man folgerichtig von einer chronisch obstruktiven Bronchitis.

a

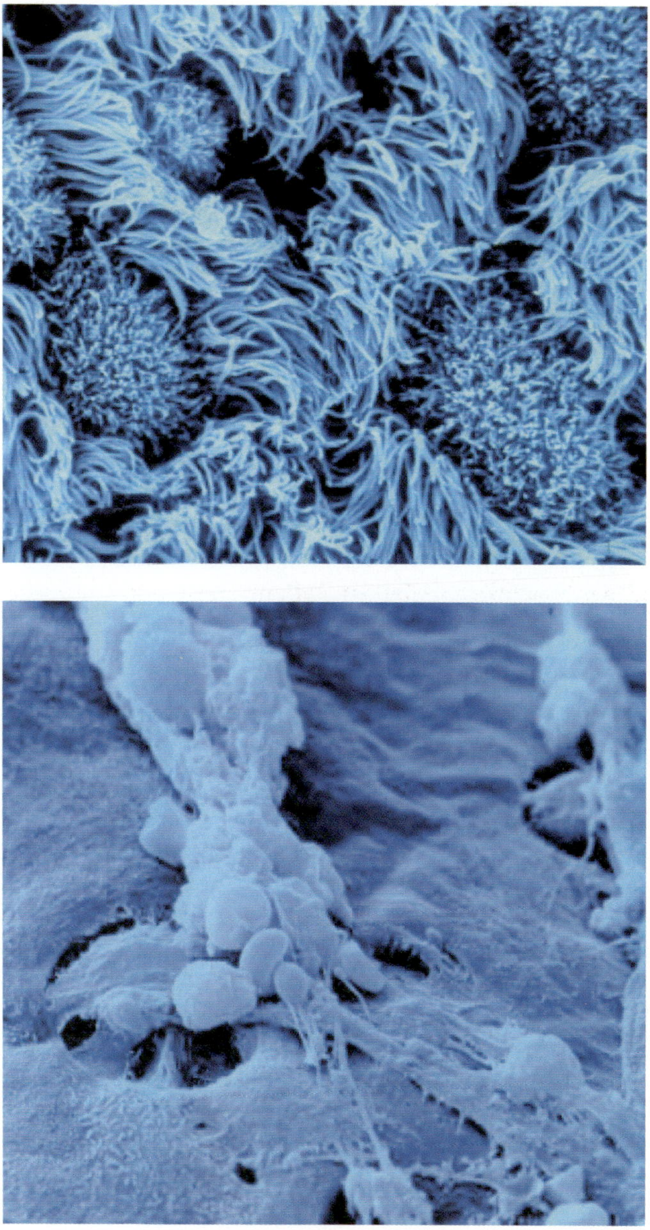

b

Abb. 1 a und b: Flimmerhärchen (Cilien) der Atemwegsschleimhaut. a normal, b Zerstörung bei chronischer Bronchitis eines Rauchers.

### Was ist eine chronische Bronchitis?

Die chronische Bronchitis ist eine Entzündung der Atemwege. Im Gegensatz zur akuten Bronchitis, die meistens durch eine Virusinfektion ausgelöst wird, sind die Verursacher eingeatmete Schadstoffe. An erster Stelle sind die Inhaltsstoffe des Zigarettenrauchs zu nennen. Beschleunigt wird der Erkrankungsverlauf durch wiederholte bakterielle Infektionen.

## Lungenemphysem

Die chronischen Entzündungsabläufe und die dauerhafte Überblähung der Lunge, verursacht durch verengte kleine Atemwege, führen zu Abbauvorgängen mit Verlust und Veränderung der Lungengewebestruktur.

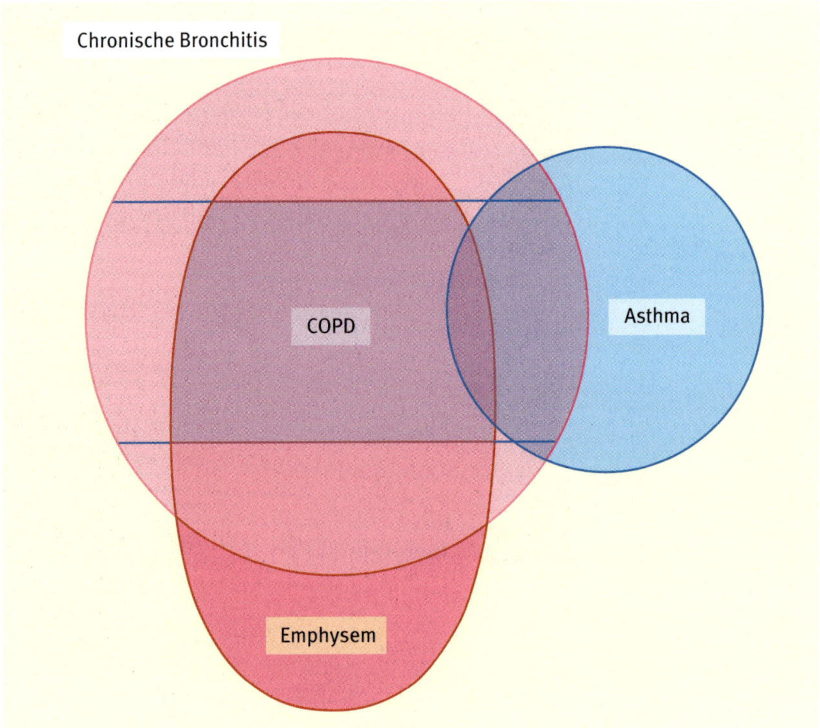


Abb. 2: Darstellung der Beziehungen und Überschneidungen von chronischer Bronchitis, Lungenemphysem, Asthma und COPD. Bei ca. 10 % der Asthmatiker besteht auch eine COPD.

Es entsteht ein Lungenemphysem, das in unterschiedlichster Ausprägung bei Patienten mit chronisch obstruktiver Bronchitis zu finden ist. Jetzt liegt eine chronisch obstruktive Lungenerkrankung (COPD) vor (siehe S. 18).

a

b

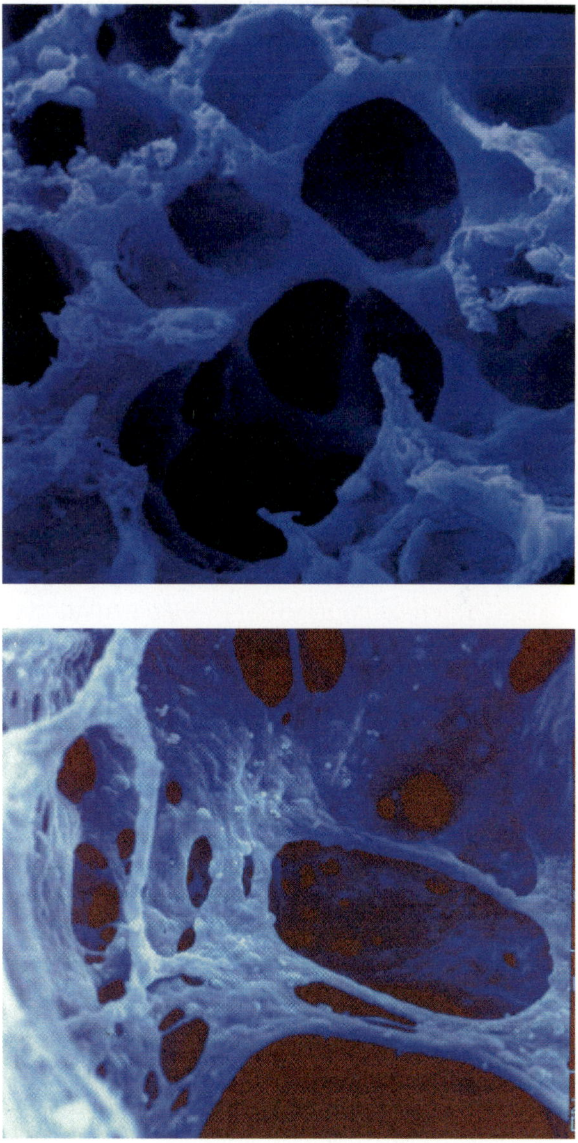

Abb. 3: Darstellung der Lungenbläschen (Alveolen). a: normal b: bei Emphysem.

## Was ist ein Lungenemphysem?

Das Lungenemphysem ist, im Gegensatz zur Atemwegserkrankung chronische Bronchitis, eine Erkrankung des Lungengewebes (Parenchym) bzw. der Lungenbläschen (Alveolen). Die den kleinsten Atemwegen nachgeschalteten Lungenbläschen sind für immer (irreversibel) erweitert. Dieser Strukturumbau geschieht durch Abbau und Einreißen der Lungenbläschenwände.

Aus ca. 300–400 Millionen Lungenbläschen entsteht eine deutlich kleinere Anzahl von unterschiedlich großen Lungenblasen. Mit dem Vergrößerungsglas betrachtet sieht es aus, als würden aus einer Weinrebe mit vielen Trauben ein bis zwei Äpfel, ein Kürbis und einige Trauben entstehen. Breitet man die für die Atmung zur Verfügung stehende Oberfläche aus, dann hat der Lungengesunde abhängig von der Körpergröße und dem Geschlecht die Fläche einer 80–150 qm großen Wohnung zur Verfügung, wovon die Hälfte für ein normales Leben ausreicht. Der Schwerkranke kämpft mit »Küche und Bad« um das Überleben. Die eingetretenen Veränderungen sind durch kein Medikament zurückzubilden.

Davon zu trennen, wenn auch häufig mit der COPD kombiniert, ist die akute Überblähung der Lungenbläschen, vergleichbar mit einem schwach und stark aufgeblasenen Luftballon.

Das Emphysem kann beschränkt auf einzelne Teile, als auch über die gesamte Lunge verbreitet auftreten.

## Bisher bekannte Ursachen für das Lungenemphysem

- die permanente Druckbelastung der Lungenbläschen durch die Überblähung mit Zerreißen der Trennwände,
- ein angeborener Mangel eines Abwehrstoffes (Alpha-1-Proteasen-Hemmer),
- bei der chronischen Bronchitis ein relativer Mangel dieser Proteasen-Hemmer. Der eingeatmete Zigarettenrauch führt zur Vermehrung von schädigenden Substanzen (Oxidanzien) und weißen Blutkörperchen (neutrophile Leukozyten). Diese setzen Proteasen – Eiweiß zerstörende Substanzen – frei, die von der Natur zur Abtötung der Bakterien vorgesehen sind, leider aber auch die Zellwandstrukturen unserer Lungenbläschen zerstören.

- Gleichzeitig werden unsere erblich vorgegebenen Abwehrstoffe (Antiproteasen) inaktiviert. Das Gleichgewicht von Abwehr- und Schadstoffen, das uns von der Lunge ein Leben bis zu 140–150 Jahren erlauben würde, gerät aus den Fugen und einige Menschen spüren die Folgen schon mit 30–40 Jahren erheblich.

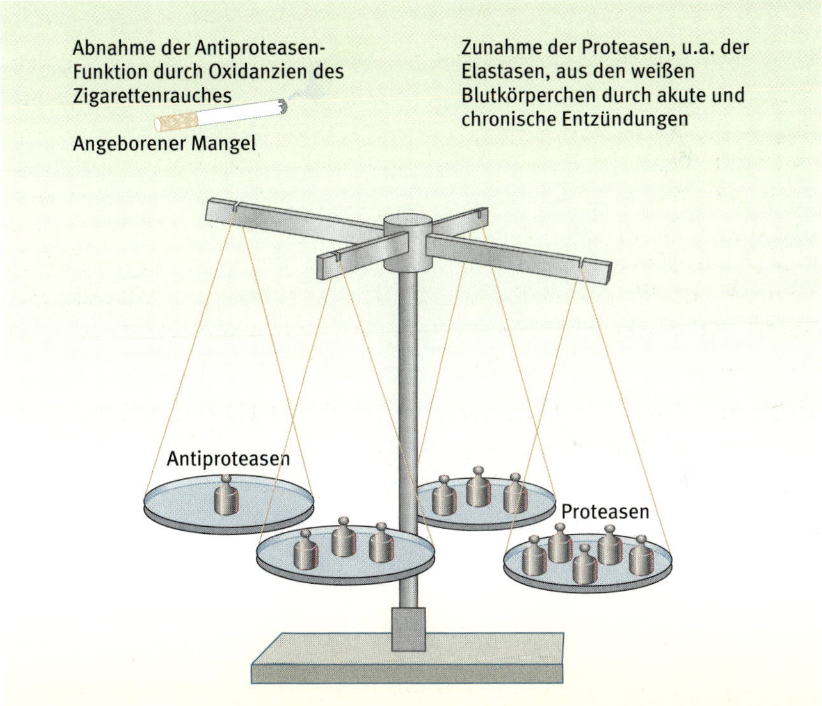


Abb. 4: Entstehung des Lungenemphysems durch Verlust des Gleichgewichts von Lungenstruktur schützenden (Antiproteasen) und zerstörenden (Proteasen) Faktoren.

## COPD: chronisch obstruktive Lungenerkrankung

Das englische Kürzel COPD ist die Abkürzung von Chronic Obstructive Pulmonary Disease, auf Deutsch: chronisch obstruktive Lungenerkrankung.

Die COPD ist eine lebenslange, entzündliche Schädigung der Atemwege durch Gase und Partikel, die fast immer mit einer zusätzlichen Zerstörung der Lungenbläschen-Struktur einhergeht. Die kleinen Atemwege kollabieren. Der »Gummizug-Effekt« des Lungengewebes auf die Atemwege einschließlich der Luftröhre (Trachea), die so genannten elastischen Rückstellkräfte, werden zunehmend gemindert (siehe S. 29). Diese Atemwegsverengung ist nicht durch Medikamente zu bessern und damit entscheidend anders als bei einer Verkrampfung der Atemwegsmuskulatur. Zur Verschlechterung tragen zusätzlich entzündliche Schleimhautschwellungen und der klebrig festsitzende, zähe (hochvisköse) Schleim bei.

Die Folge ist eine Behinderung des Atemstroms durch unregelmäßig stark verengte Atemwege (Atemwegsobstruktion), insbesondere während der Ausatmung.

Häufig können die Patienten während einer schnellen Ausatmung, z. B. beim Laufen, weniger Luft aus- als einatmen. So erfolgt gewissermaßen

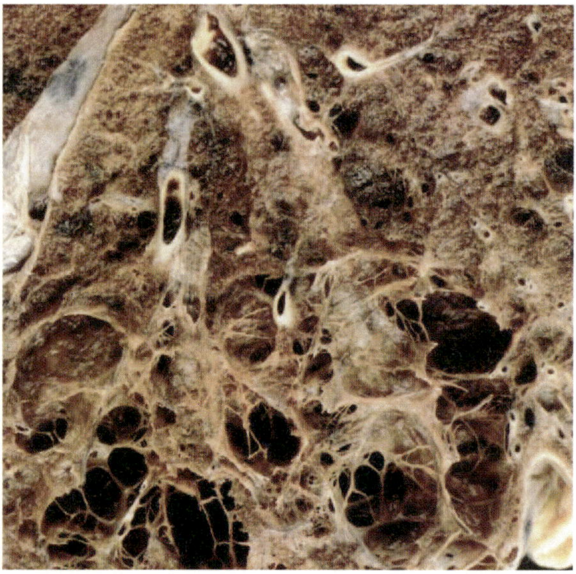

Abb. 5: Schnitt durch eine Lunge bei COPD. Am unteren Bildrand große Emphysemblasen. Links oben ein aufgeschnittener Bronchus, der mit grauem, zähem Schleim verstopft ist.

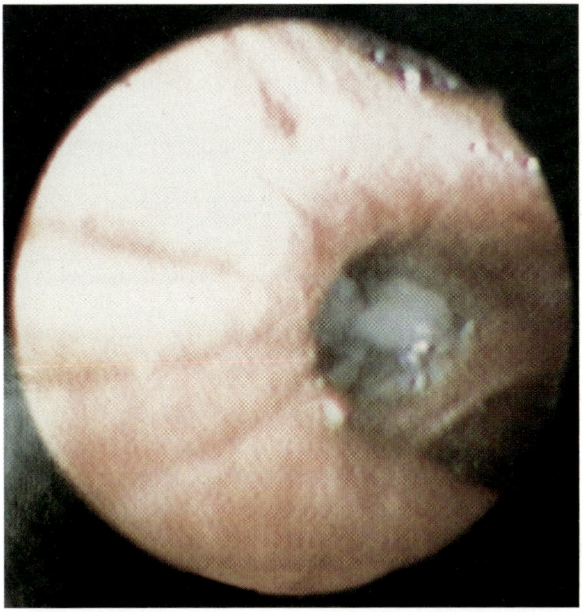

Abb. 6: Blick in die Atemwege bei einer Lungenspiegelung mit einem Bronchoskop. Ein Subsegment ist durch einen Schleimpfropf verschlossen.

ein Aufpumpen der Lunge, das mit erheblicher Luftnot verbunden ist. Die Luft ist in der Lunge gefangen.

Wenn Sie als Verwandter eines Lungenkranken oder als noch Leichtkranker dieses quälende Gefühl nachvollziehen wollen, dann atmen Sie jetzt tief ein, atmen nur gering aus und verbleiben mit den weiteren Atemzügen auf diesem Niveau und sprechen dazu etwas. Andeutungsweise erleben Sie jetzt kurzfristig den lebenslangen Leidensdruck eines Schwerkranken, der sich bei kleinsten körperlichen Belastungen zusätzlich verstärkt.

## Definition der COPD nach GOLD* (deutsche Übersetzung)

COPD ist ein Erkrankungszustand, charakterisiert durch eine Atemfluss-Behinderung, die nicht vollständig rückbildungsfähig ist. Die Atemfluss-Behinderung ist üblicherweise fortschreitend und verbunden mit einer unnormalen entzündlichen Antwort der Lunge auf schädigende Partikel oder Gase.

---

* GOLD: Global Initiative for Chronic Obstructive Lung Disease (siehe S. 87).

# Aufbau und Funktion der Atemwege und Lungenbläschen

Ein kurze Einführung in die Anatomie unseres Atemsystems wird Ihnen helfen, die krank machenden Abläufe bei chronischer Bronchitis und Lungenemphysem besser zu verstehen.

## Wie sehen die Atemwege aus?

Vom Mund-Rachen- und Nasen-Rachen-Raum gelangt die Luft über den Kehlkopf zu den zentralen Atemwegen. Sie beginnen direkt hinter der Stimmritze des Kehlkopfes mit der Luftröhre. Die Luftröhre (Trachea) wird vorn aus halbmondförmigen Knorpelspangen und hinten aus einer Muskelschicht gebildet. Nach etwa 15 cm gabelt sie sich in zwei Hauptäste, die wiederum Knorpel und spiralförmig angeordnete Muskulatur enthalten und als Stamm- oder Hauptbronchus bezeichnet werden. Die beiden Stammbronchien teilen sich entsprechend der Anzahl der Lungenlappen in die Lappenbronchien auf: rechts gibt es den Ober-, Mittel- und Unterlappen, links den Oberlappen und den Unterlappen.

Die Lappenbronchien gehen in die Segmentbronchien über – links insgesamt 9, rechts fehlt das 7. Segment und damit nur 8 –, die sich wiederum 16-mal teilen, um in kleinen knorpelfreien Bronchien, den so genannten Bronchiolen zu enden. Nach weiteren Teilungen münden diese mikroskopisch kleinen Atemwege in die traubenförmig angelegten Lungenbläschen, die Alveolen. Die Länge aller Bronchien zusammen beträgt etwa 700 m.

Der knorpelfreie Teil der Bronchien hat einen speziellen Aufbau: Die Bronchien werden außen von spiralförmigen, glatten Muskelfasern umschlossen, innen kleidet sie wie die gesamten Atemwege eine Schleimhautschicht aus.

In der obersten Schicht der Schleimhaut, dem Bronchialepithel, befinden sich Drüsenzellen (Becherzellen und seröse Drüsen), die Bronchialsekret produzieren. Dieser Schleim feuchtet die Oberfläche der Atemwege an

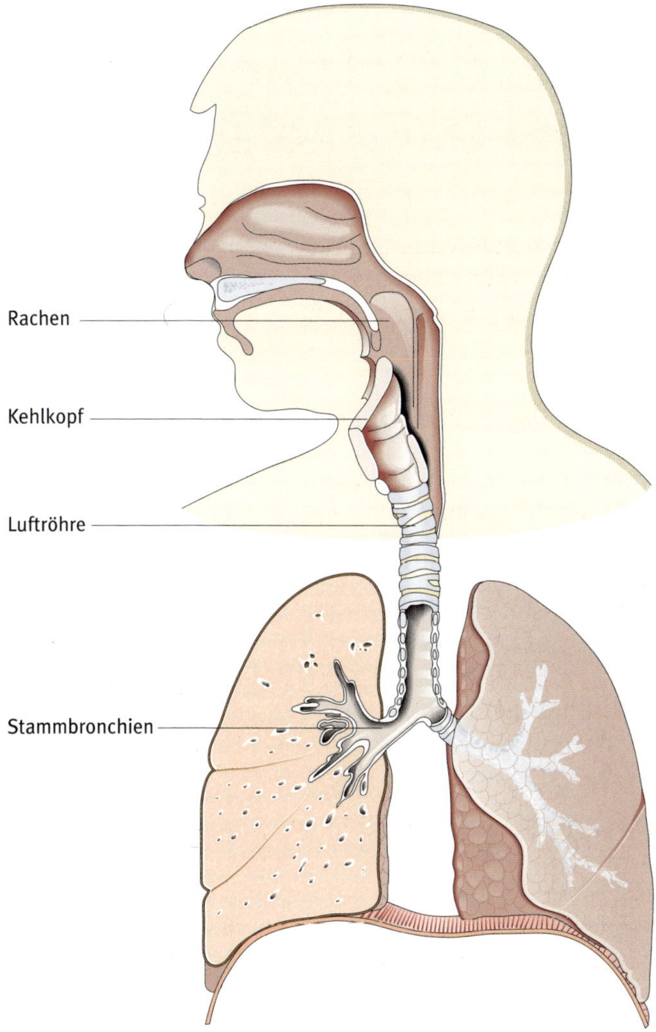


Abb. 7: Aufbau der Atemwege.

und überzieht sie mit einem Schutzfilm. Dieser gelartige Schleim schwimmt auf einer wässrigen Phase, in der sich die Härchen (Cilien) der Flimmerzellen frei bewegen und mit ihrer Spitze in die Schleimschicht hineintupfen. Diese riesige Armee von Härchen schlägt rhythmisch koordiniert schnell mundwärts und transportiert den Schleim mit den abge-

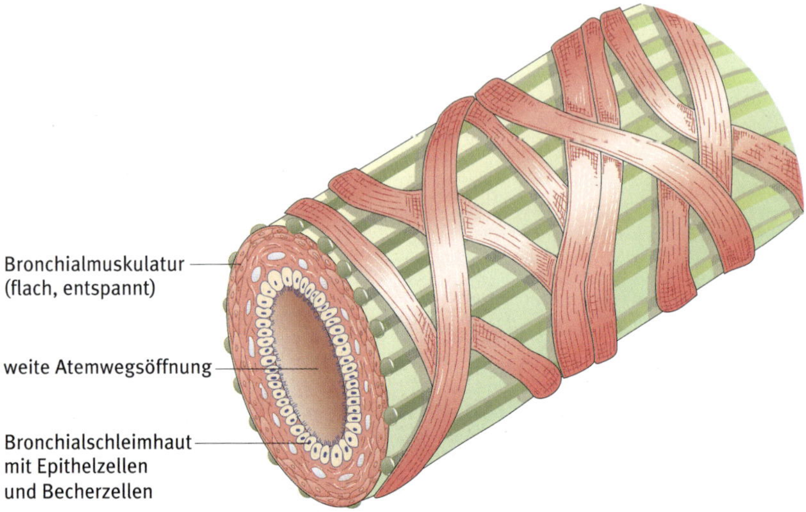


Abb. 8: Querschnitt durch einen gesunden Bronchus.

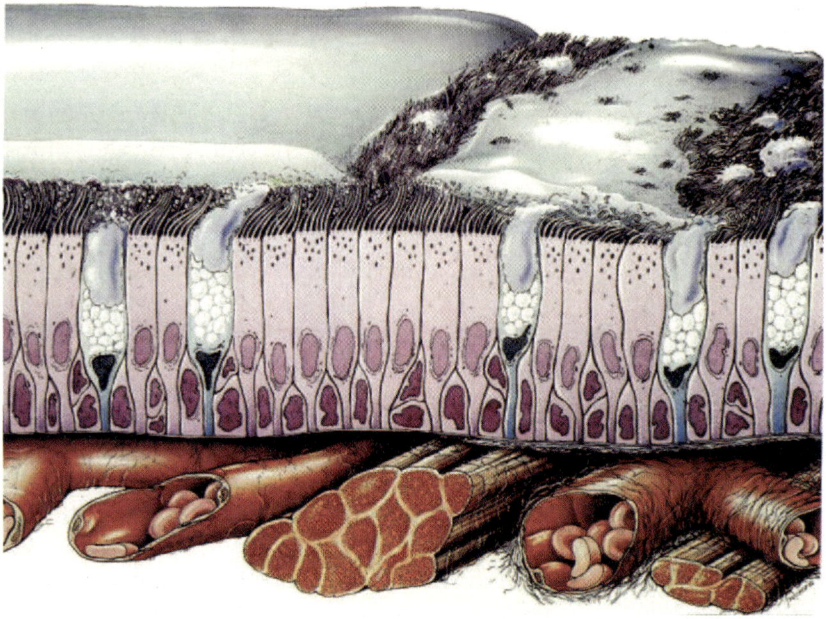

Abb. 9 a: Schematische Darstellung der Schleimhaut mit ihren Flimmerhärchen tragenden Zellen und Schleimdrüsen.

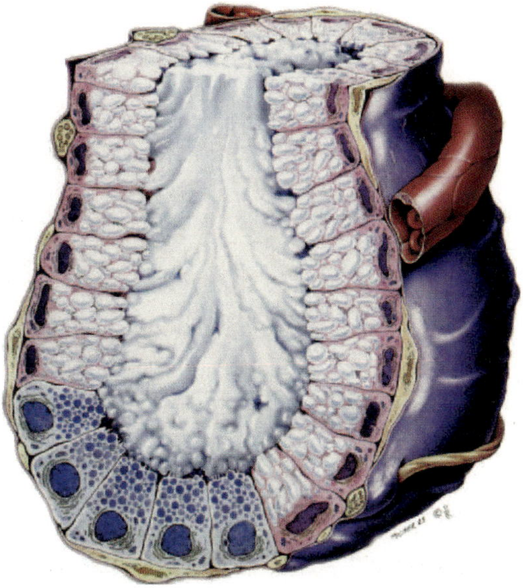

Abb. 9 b: Vergrößerte Schleimdrüse.

lagerten Staubteilchen und den eingefangenen Krankheitserregern in Richtung Mund-Rachen-Raum.

Eine fortwährende Belastung der Bronchialschleimhaut, z. B. durch Zigarettenrauch, aber auch durch Haarspray, führt zu einer funktionellen Schädigung – die Flimmerhärchen verlieren ihren Gleichmarsch, lahmen und werden zerstört. Aus den filigranen Härchen werden nutzlose Stummel. Gleichzeitig vermehren sich die Schleimdrüsen (Becherzellen) wucherartig. Die Abbildungen der gesunden und der durch Zigarettenrauch geschädigten Bronchialschleimhaut lassen das Ausmaß der Zerstörung erahnen (siehe Abb. 1, S. 13).

## Die Aufgaben der Lunge

Die Hauptaufgabe der Lunge ist es, Sauerstoff ($O_2$) aus der Luft aufzunehmen und vom Körper gebildetes Kohlendioxyd ($CO_2$) in die Außenluft abzugeben. Dieser Vorgang wird Gasaustausch genannt. Der Transport der Gase erfolgt bei der Einatmung über die Atemwege bis zu den Lungenbläschen und bei der Ausatmung von den Lungenbläschen bis vor die Nasen- oder Mundhöhle. Dieser Kraftakt, der in Ruhe etwa 8- bis 10-mal und bei schwerster Anstrengung bis zu 40-mal pro Minute erfolgt, wird als

Atempumpe bezeichnet. 10000–15000 Liter Luft werden pro Tag eingeatmet, wobei das Lungenvolumen dafür nur ca. 6 Liter beträgt.

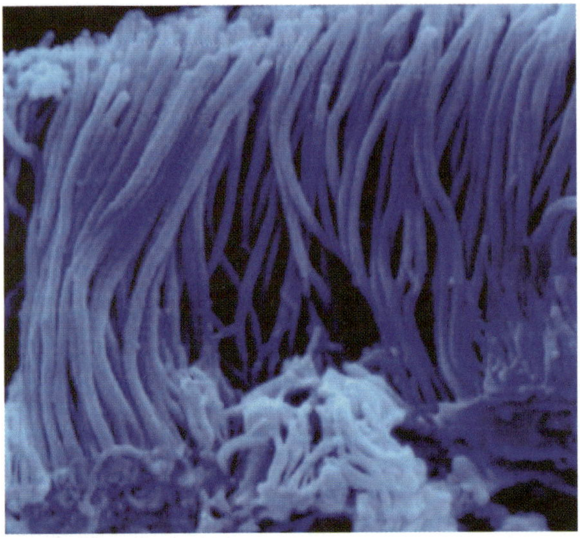

Abb. 10 a: Elektronenmikroskopische Darstellung der Flimmerhärchen.

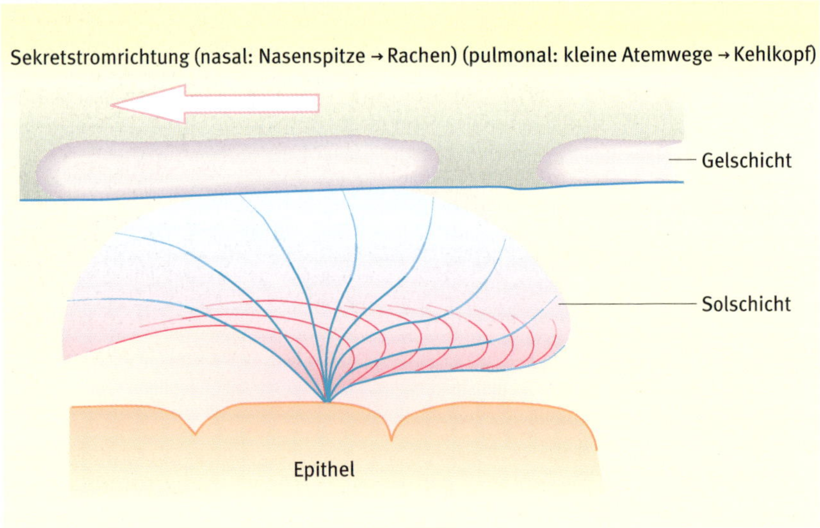


Abb. 10 b: Schematische Darstellung der Flimmerhärchen (Cilien). Sie bewegen sich in einer wässrigen Schicht und greifen mit ihren Spitzen wie ein Tausendfüßler in die Schleimschicht, sodass der Schleim wie auf einem Rollband mundwärts transportiert wird.

Bei der Einatmung setzt sich die Luft zusammen aus: 20,9% Sauerstoff, 78% Stickstoff, 0,9% Edelgase, 0,03% Kohlendioxyd, 0,17% sonstige Gase. Bei der Ausatmung enthält die Luft nur noch 15% Sauerstoff, dafür entsprechend mehr Kohlendioxyd.

Die Lungenbläschen sind nur durch ein sehr dünnes Häutchen von den kleinsten Blutgefäßen, den Kapillaren, getrennt. Der mit der Luft eingeatmete Sauerstoff, ebenso wie das Kohlendioxyd in entgegengesetzter Richtung, kann durch diese Häutchen ungehindert in das Blut übertreten und wird dort von dem Blutfarbstoff Hämoglobin der roten Blutkörperchen gebunden. Dem Transport des lebensnotwendigen Sauerstoffs in alle Körperorgane steht jetzt nichts mehr im Wege. Das Abfallprodukt der Energiegewinnung, Kohlendioxyd, das in jeder einzelnen Zelle unseres Körpers entsteht, geht den umgekehrten Weg.

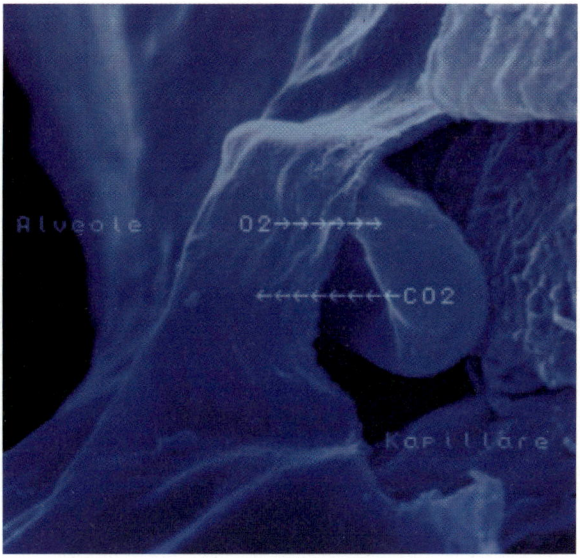


Abb. 11: Links ein Lungenbläschen (Alveole), das durch ein dünnes Häutchen von einem kleinen Blutgefäß (Kapillare) getrennt ist. Die Pfeile zeigen die Durchwanderungsrichtung des Sauerstoffs ($O_2$) und des Kohlendioxyds ($CO_2$) durch das abgrenzende und trennende Häutchen an.

Die rechte Herzkammer pumpt das Blut durch die Lunge. Interessanterweise ist der dafür notwendige Blutdruck lediglich ⅙ des Blutdruckes – nämlich 20/10 mmHg –, den Ihr Arzt am Arm misst. Den Kreislaufabschnitt von der rechten Herzkammer mit den Lungengefäßen bis zum Vorhof der linken Herzhälfte bezeichnet man als kleinen oder Lungen-Kreislauf im Gegensatz zum großen Kreislauf mit den Arterien, Kapillaren und Venen aller Organe wie Haut, Nieren, Leber, Herz usw.

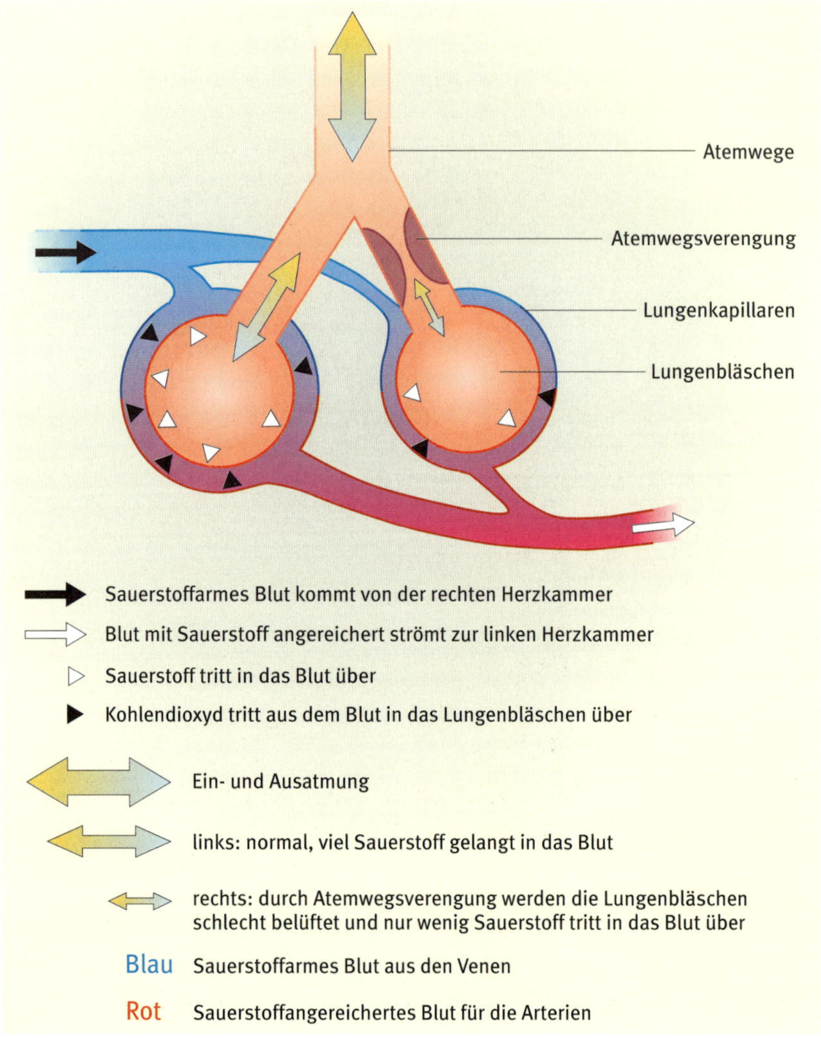


Abb. 12: Schematische Darstellung der Atmung, der Sauerstoffaufnahme von zwei Lungenbläschen in das Blut und der Kohlendioxydabgabe vom Blut an die Lungenbläschen. Links: bei einem Lungengesunden. Rechts: bei Atemwegsverengung mit geringerer Sauerstoffaufnahme und schlechterer Kohlendioxydabgabe.

Bei der fortgeschrittenen COPD wird die Herzarbeit gesteigert, weil durch die teilweise zerstörten Lungengefäße der Blutdruck in der Lungenarterie ansteigt. Die Muskelmasse der rechten Herzkammer, die man mit Ultraschall (Echokardiographie) untersuchen kann, wird vermehrt

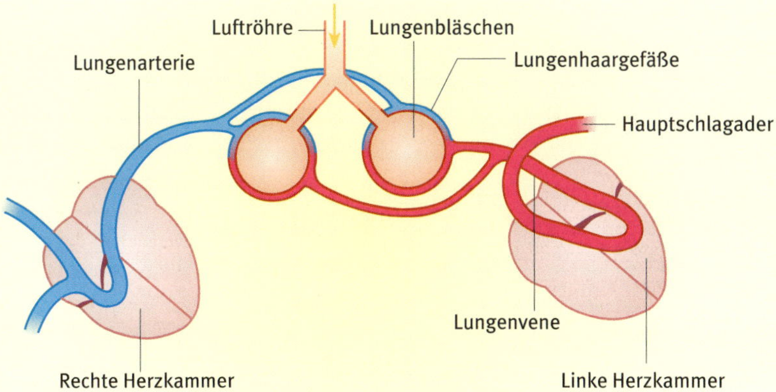


Rechte Herzkammer = rechter Ventrikel
Linke Herzkammer = linker Ventrikel
Lungenarterie = Arteria pulmonalis
Lungenhaargefäße = Lungenkapillaren
Lungenvene = Vena pulmonalis
Hauptschlagader = Aorta
Luftröhre = Trachea
Lungenbläschen = Alveolen

blau: sauerstoffarmes Blut
rot: sauerstoffreiches Blut

Abb. 13: Darstellung der Lungendurchblutung, beispielhaft an zwei Lungenbläschen. Der Übersicht wegen wurde das Herz in eine rechte und linke Hälfte aufgeschnitten und aufgeklappt gezeichnet.

und die Herzkammerhöhle erweitert sich. Ihr Arzt stellt jetzt die Diagnose »Cor pulmonale«, das bedeutet Erkrankung des Herzens (Cor) bzw. der rechten Herzkammer durch die Erkrankung der Lunge (Pulmo). Die Folge ist eine verschlechterte Pumpfunktion. Wenn sich das Blut vor dem rechten Herzen in den Venen staut und Ihre Beine anschwellen (Ödeme), wird von einem dekompensierten Cor pulmonale gesprochen.

Beim Lungenemphysem ohne chronische Bronchitis – das bedeutet, es fehlen die entzündlichen Vorgänge mit Vernarbungen an den Atemwegen und die verkrampfte Verengung der Lungengefäße durch Sauerstoffmangel in den Lungenbläschen – ist der Blutdruck in den Lungengefäßen in Ruhe meistens normal. Dies ist möglich, weil wir von Geburt an so viele Lungengefäße mit auf die Welt bringen, dass die Hälfte für die 80–90 vorgesehenen Lebensjahre ausreichen würde.

# Wie die Atmung funktioniert

Zum Ein- und Ausatmen von Luft benötigen wir unsere Atemmuskulatur. Der wichtigste Atemmuskel ist das Zwerchfell (Diaphragma), das als große, etwa 2 mm dünne Muskelplatte quer zwischen Brust- und Bauchraum liegt. Zwischenrippenmuskeln, Brust- und Bauchmuskeln sowie verschiedene Muskeln des Schultergürtels helfen bei der Atemarbeit.

Die Atemmuskeln wirken wie eine Pumpe: Beim Einatmen senkt sich das Zwerchfell nach unten in Richtung Bauch, die untere Brustkorbhälfte dehnt sich aus, Schultern und Rippen heben sich leicht. Dadurch werden die Lungenflügel gedehnt, es entsteht ein leichter Unterdruck, sodass Luft in die Lunge einströmt. Das Ausatmen geschieht beim Gesunden

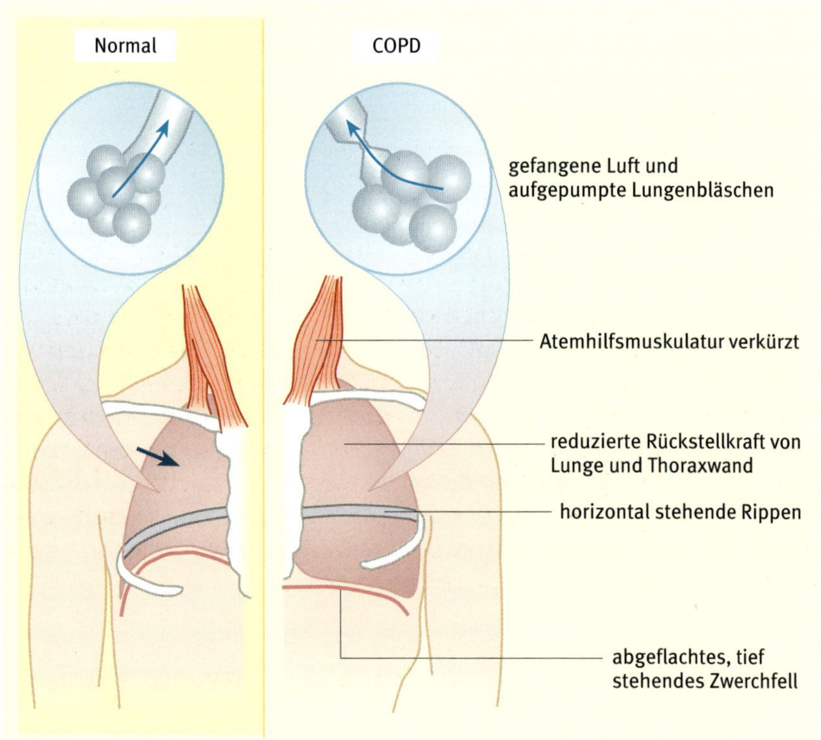


Abb. 14: Bewegungen des Brustkorbes bei der Atmung (Atempumpe). Links normal. Rechts die folgenschweren Veränderungen bei COPD, wie z. B. die Abflachung des Zwerchfells, die verkürzte Atemhilfsmuskulatur und die horizontal stehenden Rippen.

überwiegend passiv durch die Elastizität der Lungenflügel. Vergleichbar mit einem gespannten Gummiband »schnurrt« die Lunge bei der Ausatmung zusammen und drückt die in ihr befindliche Luft zu einem großen Teil heraus. Der Patient mit schwerer COPD muss nicht nur bei der Einatmung viel Energie aufwenden, sondern auch bei der Ausatmung die Atemhilfsmuskulatur einsetzen.

Geregelt wird diese Atempumpe u.a. über ein Atemzentrum im Gehirn, über Dehnungsrezeptoren in der Lunge und Fühlkörperchen (Chemorezeptoren) an bestimmten Stellen der Gefäßwände und erlaubt auf diese Weise auch eine angepasste Atmung bei einem Marathonlauf.

Wie stark die Lunge »belüftet« werden kann, hängt ab von:

- der Beweglichkeit und Form des Brustkorbs,
- dem Rippenfell, einer dünnen Haut, die sowohl den Brustkorb von innen auskleidet als auch die Lunge überzieht,
- der Kraft der Atemmuskeln,
- der Dehnbarkeit der Lunge und
- der Weite bzw. Engstellung der Atemwege.

Für die Weite der Atemwege sind Empfängerstellen in den Muskelzellen, die Beta-2-Rezeptoren, und cholinerge Rezeptoren zuständig. Der Wirkmechanismus dieser Rezeptoren funktioniert im Prinzip wie Schlüssel und Schlüsselloch: Der Schlüssel ist das Medikament, das Schlüsseloch für die Erweiterung der Atemwege sind die Beta-2-Rezeptoren und die cholinergen Rezeptoren. Die cholinergen Rezeptoren sind Endpunkte des vegetativen Nervensystems, das die unbewussten Lebensvorgänge wie etwa die Atmung und deren Anpassung an die Erfordernisse der Umwelt regelt. Diese »Empfänger« sind überwiegend in der Muskulatur der Bronchien lokalisiert und können mit Medikamenten stimuliert oder blockiert werden, sodass relativ schnell eine Atemwegserweiterung oder -verengung ausgelöst werden kann (siehe auch S. 60).

## Atemwege und Lunge bei chronischer Bronchitis und Emphysem

Bei der COPD sind die Atemwege durch chronische Entzündungsprozesse vernarbt, geschrumpft, durch immer neu produzierten zähen Schleim vollgepfropft und nur wenig verkrampft. Die Lungenbläschen sind sehr unterschiedlich belüftet. Einige sind überbläht, andere für immer stark erweitert oder zusammengepresst und luftleer. Dadurch wird die Sauerstoffaufnahme im Blut je nach Mischung und Ausmaß der beschriebenen Veränderungen erniedrigt. Ihre Lunge versucht allerdings die Durchblutung der Belüftung anzupassen. Dies ist aber nur sehr begrenzt möglich; die Folge ist Sauerstoffmangel.

Im Gegensatz dazu werden beim Lungenemphysem ohne chronische Bronchitis die Lungenbläschen bei der Einatmung bestens mit Sauerstoff versorgt, aber bei der Ausatmung kann die Luft nur gegen den Widerstand der kollabierten Atemwege aus der Lunge entweichen. Die Lunge wird sprichwörtlich aufgepumpt, verbunden mit dem Gefühl des Erstickens. Man spricht von »gefangener Luft«. Weil die Luft beim Ausatmen nicht ungehindert und nur stufenweise entweichen kann, ist der englische Begriff »air trapping« gebräuchlich.

Bedeutsam ist, dass die Sauerstoffversorgung in körperlicher Ruhe recht ordentlich ist (fast normale Blutgase) und nicht wenige Ärzte zur Falschaussage »Sie dürften gar keine Luftnot verspüren« verführt. Erst wenn Sie sich körperlich belasten und das Blut schneller an den Lungenbläschen vorbeiströmt, verschlechtert sich die Sauerstoffaufnahme des Blutes. Der Übertritt des Sauerstoffs in das Blut kann durch Entzündun-

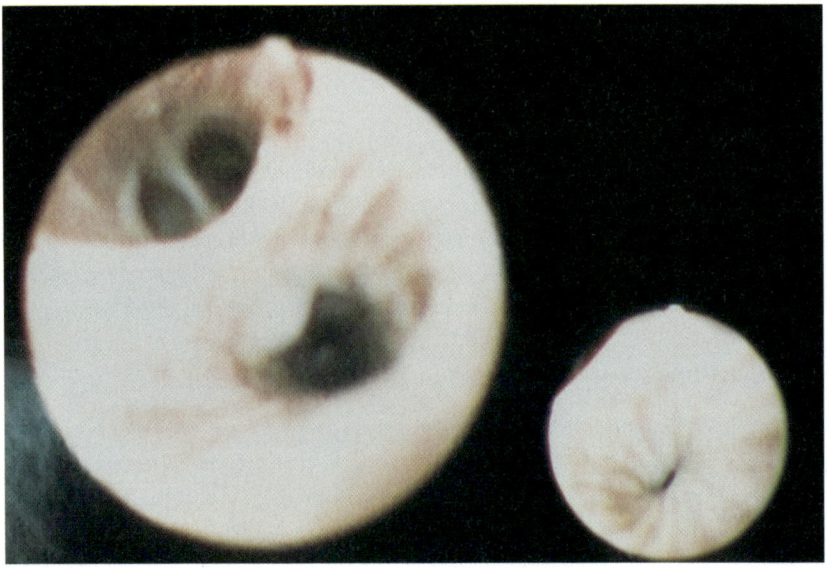

Abb. 15: Blick in die Atemwege mit einem Bronchoskop. Links: weiter Atemweg bei der Einatmung. Rechts: derselbe Bronchus kollabiert und verschlossen bei der Ausatmung.

gen an den Lungenbläschen und Kapillaren sowie Einlagerung von Herzwasser (Ödem) an und in die Lungenbläschen zusätzlich behindert sein.

## Die große Bedeutung der Nase

Wir sollten, wann immer es möglich ist, durch die Nase einatmen. Dabei hat die Luft direkten Kontakt mit der Nasenschleimhaut, wird gereinigt, befeuchtet und erwärmt. Solange Sie also frei durch die Nase einatmen, bleibt die Atemluft feucht und warm. Bei Mundatmung ist dagegen die Luft kalt, ungereinigt und trocken. Wenn Sie bei kaltem, nebligem Wetter die Nasenatmung nicht bewusst einsetzen, wird sich das häufig mit einer spastischen Verengung der Atemwege oder gelegentlich mit einem der gefürchteten Infekte rächen.

**Tipp**

Wann immer es möglich ist, durch die Nase atmen. Der Mund gehört nicht zu den Atmungsorganen!

Nasen- und Bronchialschleimhaut sind sich in der Struktur sehr ähnlich. Ein Unterschied besteht jedoch: Die Flimmerhärchen der Nasenschleimhaut bewegen den Schleim in Richtung Rachen. Die tropfende Nase ist Folge der Schwerkraft. Wegen der Ähnlichkeit der Schleimhäute sind insbesondere bei allergischen Erkrankungen sehr gerne Nase, Nasennebenhöhlen und Lunge gemeinsam erkrankt.

Wichtigstes Behandlungsprinzip ist eine freie Belüftung, die kurzfristig mit abschwellenden und schleimlösenden Medikamenten erreicht werden kann. Längerfristig sind nicht selten lokal verabreichte cortisonhaltige Mittel notwendig. Bei Verdacht auf Nasenpolypen oder Nasenscheidewandveränderungen kann häufig nur eine Operation Linderung verschaffen. Die Indikation zur Operation sollte aber immer kritisch hinterfragt werden.

**Beachten Sie**

Wenn sie morgens mit dem Gefühl eines trockenen Rachens aufwachen und abends nicht zu viel Alkohol getrunken haben, spricht dies sehr stark für nächtliche Mundatmung und zusätzliches Schnarchen. Suchen Sie Ihren Arzt auf und lassen Sie diese Frage abklären.

# Volkskrankheit COPD

Etwa 20–30 % der Bevölkerung leiden in Deutschland an einer chronischen Bronchitis und davon kämpfen 10–15 % der Erwachsenen mit einer COPD, also einer lebenslangen Entzündung der Atemwege mit zunehmender Atemwegsverengung. Zu 75 % sind Männer die Opfer dieser schleichenden Erkrankung, wobei angesichts der Rauchgewohnheiten der jungen Mädchen und Frauen für die Zukunft eine Verschiebung im Sinne der Gleichberechtigung zu befürchten ist.

Das reine Lungenemphysem, d. h. eine »Blählunge« ohne chronische Bronchitis, ist vergleichsweise selten. »Nur« etwa 400 000 Bundesbürger leiden an einem bedeutsamen Lungenemphysem (Weißbuch Lunge 2000).

1997 betrugen die Gesamtkosten pro Jahr für die chronische Bronchitis 6,2 Milliarden €, für das Lungenemphysem 225 Millionen €.

2001 starben 20 000 Menschen an einer chronischen Atemwegserkrankung. Unberücksichtigt sind dabei die 30 200 Lungenkrebs-Todesfälle, die fast alle an einer chronischen Bronchitis litten. Weiterhin versteckt sich unter den fast 330 000 Todesfällen mit Herz-Kreislauf-Erkrankungen ein riesiger Prozentsatz Lungenkranker, die aber letztlich an einem Herzversagen gestorben sind.

## Die Bedeutung des Rauchens und die Rolle der Umweltschadstoffe

Das Rauchen hat, inzwischen von der Zigarettenindustrie unbestritten, die größte Bedeutung für die Entstehung der COPD. 80 % des Risikos, an chronischer Bronchitis zu erkranken, gehen auf das Konto des Rauchens. Allerdings entwickeln nur 10–15 % der Raucher in der westlichen Welt und sogar nur 5 % der Asiaten eine COPD. Rauchen erhöht das Risiko, an COPD zu sterben, um das 20fache.

Diese Zahlen veranschaulichen, dass es ererbte Schutzfaktoren und/oder weitere Risikofaktoren geben muss. Chemische Dämpfe sowie organische oder anorganische Stäube im beruflichen und privaten Umfeld können die chronische Bronchitis auslösen oder verschlechtern. So haben Arbeiter im Kohlebergbau, in Goldminen, aber auch Landwirte bei Staubbelastung ein deutlich höheres Risiko, an chronischer Bronchitis zu erkranken. Dies gilt auch für Passivraucher.

Wenn auch das Rauchen unbestritten die Hauptursache für unsere Erkrankungsgruppe ist – jeder zweite Raucher ist betroffen –, bleibt häufig die Kombination mehrerer Auslöser für den persönlichen Verlauf der Erkrankung bestimmend.

Von den mehr als 4000 chemischen Substanzen im Zigarettenrauch sind bis heute 43 als schädlich erkannt. Unter anderem lähmen sie die für den Abtransport von Schadstoffen bedeutsamen Flimmerhärchen. Im nächsten Schritt werden diese Flimmerhärchen zerstört wie der Rasen im Torwartraum eines Fußballfeldes. Die Schleimdrüsen (Becherzellen) vermehren sich im Gegensatz dazu und produzieren einen sehr zähen, fest anhaftenden Schleim. Wenn Sie auf eine Glasscheibe spucken, können Sie im Vergleich von gesund und krank diesen Klebeeffekt erkennen.

Eine Vielzahl der Zellveränderungen der Bronchialschleimhaut sind Vorstufen (Präkanzerosen) eines Lungenkrebses, die mit den heutigen diagnostischen Möglichkeiten beim Patienten meistens nicht zu erkennen sind. Besonders tückisch ist aber, dass auch ein Lungenkrebs, der bereits Metastasen (Tochtergeschwüre) gebildet hat, nicht immer diagnostiziert werden kann.

### Folgen des Rauchens

Jeder Raucher sollte bedenken, dass nicht nur die Lunge, sondern viele Organe durch die eingeatmeten Schadstoffe geschädigt oder zerstört werden.

- Die vorzeitige Alterung der Haut ist das kleinste Übel.
- Das Krebsrisiko steigt nicht nur für die Lunge, sondern z. B. auch für Kehlkopf, Speiseröhre, Magen, Gallen- und Harnblase.
- »Gefäßverkalkungen« der Herzkranzgefäße führen sehr häufig zum Herzinfarkt, »Verkalkungen« der Beinarterien zur »Schaufensterkrankheit«. Sie sind für einen großen Teil der Schlaganfälle und der männlichen Impotenz verantwortlich.

Der Raucher löst in seiner Bronchialschleimhaut einen chronischen Entzündungsprozess aus. Der eingeatmete Zigarettenrauch führt zu einer Alarmierung des Immunsystems in der Bronchialschleimhaut.

In die Schleimhaut wandern Entzündungszellen ein, die Botenstoffe freisetzen. Die oberste abdeckende Zellschicht (das intakte Epithel) wird brüchig, die Schleimabsonderung vermehrt und der Schleim nachteilig verändert. Immer neue Entzündungszellen entstehen.

Letztlich bewirkt die »Raucherentzündung« sowohl eine Vermehrung von weißen Blutkörperchen (neutrophile Granulozyten, Makrophagen, siehe S. 37), die zum Anfluten von selbstanbauenden Enzymen (Elastasen) führt, als auch eine Schwächung der geerbten Hemmstoffe dieser Elastasen (Antiproteasen).

Zusätzlich hemmen so genannte Oxidanzien im Zigarettenrauch – wie Formaldehyd, Acrolein – die Abwehrstoffe (Antiproteasen). Das Gleichgewicht zwischen Angriffs- und Verteidigungsmöglichkeiten der Lunge bricht zusammen (siehe S. 17).

Die Bedeutung der Luftverschmutzung, insbesondere in den Städten, wurde durch vergleichende Untersuchung nach der Wiedervereinigung von Ost- und Westdeutschland erneut unterstrichen. Hohe Schadstoffkonzentrationen in der Luft – Stickstoffdioxyd ($NO_2$), Stickoxyde, Schwefeldioxyd ($SO_2$), Ozon ($O_3$) – werden für die chronische Bronchitis verantwortlich gemacht.

Auch die Belastung durch Dämpfe und Stäube am Arbeitsplatz stellt einen Risikofaktor in der Größenordnung von 15 % dar, sollte aber niemals als Entschuldigung für das Weiterrauchen gelten. Ein zwei- bis vierfaches Bronchitisrisiko sollen Kohle-, Kaolin-, Pottasche-, Kupfer- und Goldarbeiter tragen.

## Die Rolle des Erbguts

Studien an Zwillingen legen eine genetische Veranlagung für diese Erkrankungsgruppe nahe.

Für das ererbte Lungenemphysem ist seit 1963 der Zusammenhang zwischen dem angeborenen Mangel an Hemmstoffen (Alpha-1-Proteaseninhibitor) und den Enzymen, die die Lungenstruktur zerstören (Proteasen), gesichert. Diesen Mangel gibt es in Abhängigkeit von den Erbgesetzen in unterschiedlichem Ausmaß. Geht man mit seiner Lunge sorgsam um, d. h. man bleibt Nichtraucher, besteht sogar bei einem Mangel an Hemmstoffen von 50–60 % noch kein persönliches Erkrankungsrisiko.

Neueste Forschungsergebnisse belegen, dass das Risiko an COPD zu erkranken um den Faktor 3 ansteigt, wenn ein Elternteil an COPD litt. Die verantwortlichen Gene konnten bisher nur teilweise identifiziert werden.

Auch die gesteigerte Bereitschaft der Atemwege, auf verschiedenste eingeatmete Substanzen mit einer Atemwegsverengung zu antworten (die auch bei Lungengesunden bestehen kann), scheint die Entwicklung einer COPD zu begünstigen. Nicht geklärt ist im Gegensatz dazu die Frage, ob der Zigarettenrauch selbst diese gesteigerte Bereitschaft zur Atemwegsverengung (Hyperreagibilität) auslösen kann. Zurzeit muss ein entsprechender Zusammenhang wohl eher verneint werden.

Gelegentlich gibt es einen Mangel im Immunsystem (IgA- und IgG-Subklassen-Defekte), der ebenso wie ein angeborener Schaden der Flimmerhärchen eine chronische Bronchitis begünstigt. Die letztere Form geht häufig mit einer Sterilität einher.

Bei einer chronischen Bronchitis, die bereits im Säuglingsalter oder in der Jugend auftritt, ist auch immer an die Erbkrankheit Mukoviszidose (siehe S. 44) oder angeborene Fehlbildungen der Atemwege (z. B. zylinder- oder sackförmige Erweiterungen der Atemwege, so genannte Bronchieektasien) zu denken.

## COPD und Atemwegsinfektionen

Wiederkehrende Infekte, z. T. 10- bis 12-mal pro Jahr, unterhalten einen Teufelskreis. Das Andocken der Erreger, meistens Bakterien, an die Atemwegsschleimhaut wird durch die chronisch entzündete Schleimhaut sowie den Schleim als »Nährboden« nahezu herausgefordert. Die anfallenden Zerfallsprodukte der Erreger und der Entzündungszellen setzen die Zerstörung fort. Bei mehr als 3 Atemwegsinfektionen pro Jahr verschlechtert sich die Lungenfunktion schneller als bei 2 und weniger Infektionen.

Besonders unangenehme, therapieresistente Bakterien (z. B. Pseudomonas aeruginosa) setzen sich in angeborenen oder als Folge der andauernden Entzündung erworbenen Erweiterungen der Atemwege (Bronchiektasie) fest.

Nicht selten beginnt eine so genannte Superinfektion mit einem Virusinfekt, der dann die Eintrittspforten für die Bakterien öffnet. Die natürli-

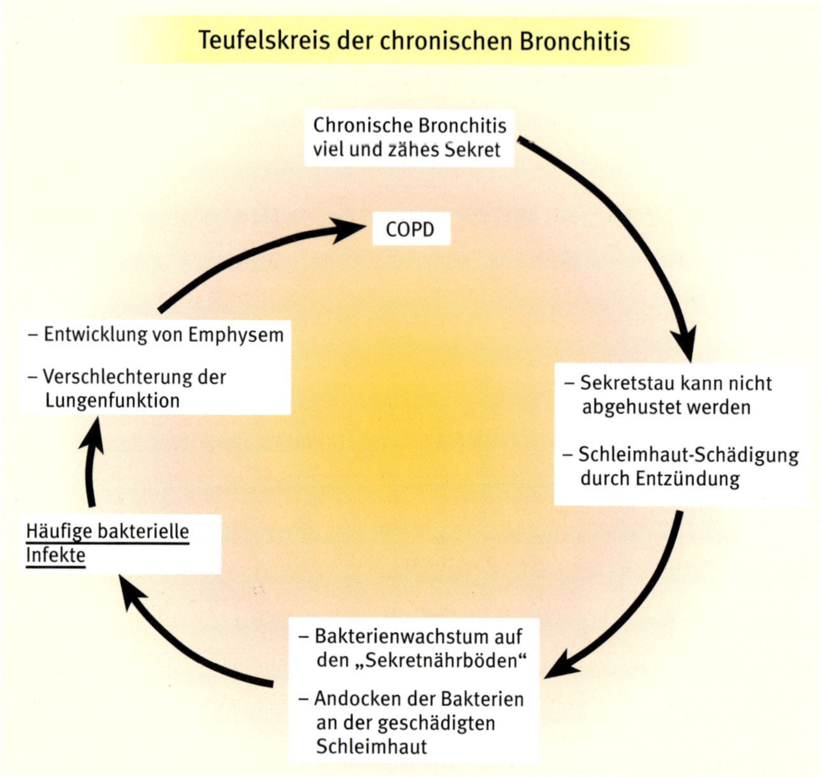


Abb. 16: Schematische Darstellung der Wechselbeziehung von Sekretstau, entzündlich geschädigter Bronchialschleimhaut und Infektion mit der Entwicklung zur COPD.

chen Abwehrmechanismen sind beschädigt und können das Eindringen in die Schleimhaut nicht mehr verhindern.

Als Patient empfinden Sie häufig ein Kratzen im Hals, vermehrt Husten, leichte Abgeschlagenheit. Der Auswurf ist noch grau-weißlich gefärbt. Mit Beginn des bakteriellen Angriffs nimmt der Auswurf eine grüne bis gelbliche Farbe an. Um diesen Zeitpunkt für den Antibiotika-Einsatz nicht zu verpassen, müssen Sie, wenn auch widerwillig, Ihren Auswurf regelmäßig anschauen.

**Tipp**

Suchen Sie Ihren Arzt auf, wenn die Luftnot zunimmt und der Auswurf sich grün-gelblich verfärbt!

Um den einen oder anderen viralen Infekt zu verhindern, sollten Sie bei nass-kaltem Wetter Schuhwerk tragen, das feucht-kalte Füße verhindert, das Duschen mit einem kalten Schauer beenden und – wenn es die Atmung noch zulässt – regelmäßig in die Sauna gehen.

## Unterschied und Wechselbeziehung von chronischer Bronchitis/COPD und Asthma

Die Trennung zwischen diesen Krankheitsbildern ist nicht immer einfach. Warum sollten sich bei zwei Volkskrankheiten, insbesondere bei einem unbelehrbaren, rauchenden Asthmatiker, die Unterschiede nicht verwischen?

Beide Erkrankungen der Atemwege haben unterschiedliche Auslöser und verschiedene Formen einer Entzündung. Bei der Entzündung wandern weiße Blußkörperchen mit ihren Untergruppen neutrophile Granulozyten, Eosinophile und Lymphozyten vom Blut in die Schleimhaut der Atemwege ein. Unter anderem durch chemische Botenstoffe, die aus diesen Zellen freigesetzt werden, verläuft der Entzündungsprozess chronisch. Beim Asthma überwiegen als Entzündungszellen so genannte Eosinophile und Lymphozyten, bei der chronischen Bronchitis neutrophile Granulozyten und Makrophagen (Fresszellen); man spricht auch von einer neutrophilen Entzündung.

Die Folge ist, dass eine Bereitschaft zur Verkrampfung der Atemwege beim Asthma ausgeprägt und 100%ig gegeben ist, bei der chronischen Bronchitis/COPD jedoch nur bei ca. 30 % der Patienten vorkommt und weniger dramatisch abläuft. So sind die nächtlichen bzw. frühmorgendlichen Luftnotanfälle für die chronische Bronchitis untypisch. Obschon diese Neigung zur plötzlichen Atemwegsverengung für das Asthma klassisch ist, leiden Patienten mit einer COPD z.B. bei nass-kaltem Wetter und Nebel ebenfalls unter verstärkter Luftnot.

Die Trennung dieser beiden Krankheitsgruppen wird auch an der Möglichkeit, die Atemwegsverengung medikamentös zu verbessern, festgemacht.

Wenn durch inhalative, atemwegserweiternde Medikamente (siehe S. 58 ff.) die Atemwegsverengung, gemessen mit dem FEV1 (siehe S. 50), sich um 15 % und mehr verbessern lässt oder nach einer 4-wöchigen Behandlung mit Cortison die Atemwegserweiterung um mindestens 20 %

**Tab. 1: Unterschiede zwischen Asthma, chronischer Bronchitis und Lungenemphysem**

| | Asthma | Chronische Bronchitis | Lungenemphysem |
|---|---|---|---|
| Beginn | Kindheit/Alter, plötzlich, nach Infekt, Allergenkontakt | 40 Jahre und älter, schleichend | 50 Jahre, schleichend |
| Allergie | fast immer | selten | nein |
| Luftnot<br>bei Infekten<br>nachts<br>bei Belastung | anfallsweise<br>sehr stark<br>fast immer<br>Anfall möglich | schleichend<br>wenig bis stark<br>nein<br>anfangs gering/ zunehmend | schleichend<br>kaum<br>nein<br>typisch |
| Auswurf | bei Verschlechterung, sonst nein | täglich, typisch morgens | nein |
| Rauchen | eher nein | fast immer | häufig niemals |
| Atemwegsverengung | wiederholt, sehr schwankend | dauernd, gering schwankend | dauernd, nur in der Ausatmung |
| Ansprechen auf atemwegserweiternde Medikamente | gut (mehr als 20 % des Ausgangs-FEV1) | schlecht (weniger als 20 % des Ausgangs-FEV1) | fast gar nicht |

bzw. 200 ml ansteigt, ist ein Asthma zu unterstellen. Ist die Atemwegserweiterung geringer, ist eine COPD sehr wahrscheinlich.

In der Vergangenheit wurde wegen der Schwierigkeit, die beiden Krankheitsgruppen sauber zu trennen, der unschöne Begriff der asthmatoiden Emphysembronchitis benutzt.

## COPD und Lungenemphysem mit nächtlicher Atemregulationsstörung

Nächtliche Atempausen von mehr als 10 Sekunden im Schlaf, meistens verbunden mit Schnarchen, sind häufig Ursache für z. B. einen Leistungsknick, Konzentrationsstörungen, hohen Blutdruck und Tagesmüdigkeit mit »Nickerchen« zu unpassenden Zeiten. Diese Atempausen führen zu einem Abfall der Sauerstoffversorgung des Blutes (Sauerstoffpartialdruck in der Arterie = $PaO_2$). Ist bereits durch die Lungenerkrankung der »Sauerstoffgehalt« ($PaO_2$) des Blutes erniedrigt, verstärkt sich diese Mangelversorgung mit kritischen Auswirkungen insbesondere für das Gehirn und das Herz.

Untersuchungen im Schlaflabor klären die Zusammenhänge. Therapien sind Gewichtsreduktion, Verzicht auf abendlichen Alkholgenuss, Absetzen schädlicher Medikamente (Schlaf-, Beruhigungsmittel sowie muskelerschlaffende Medikamente), Behandlung mit auf der Nase sitzender Atemmaske, die durch einen leichten Druckaufbau im Rachen den Kollaps der oberen Atemwege verhindert (so genannte nasale CPAP-Maske) oder überwiegend nächtliche Heimbeatmung. Es ist schwer vorstellbar aber wahr, dass der Gewinn an Lebensleistung und Lebenslust diese Behandlung als unwesentliches Übel erscheinen lässt.

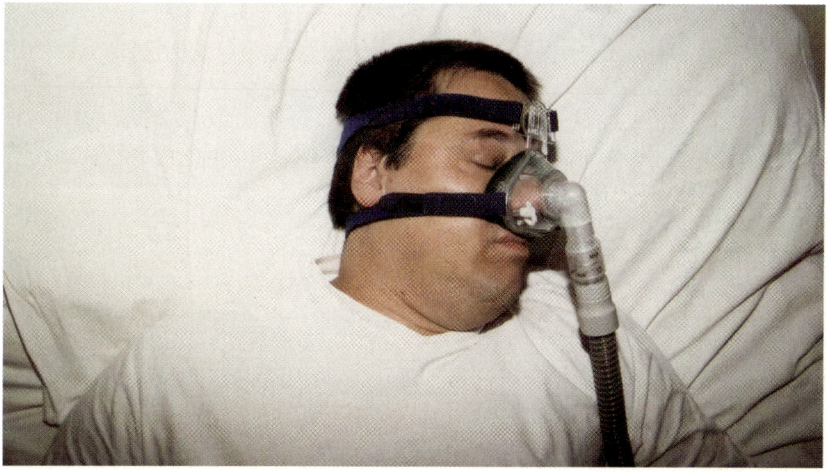

Abb. 17: Atemmaske zur Behandlung einer nächtlichen Atemregulationsstörung.

## Wechselbeziehung von Lunge und Herz bei COPD und Lungenemphysem

Hauptaufgabe der Lunge ist die Aufnahme von Sauerstoff und das Ausatmen des Kohlendioxyds, das bei den Stoffwechselvorgängen im gesamten Körper entsteht. Um diese Aufgabe zu erfüllen, pumpt die rechte Herzkammer das Blut letztendlich in kleinsten Kapillaren, die die Lungenbläschen wie ein Spinnennetz umhüllen, durch die Lunge. Nach der Lungenpassage steht das mit Sauerstoff angereicherte und von der Kohlensäurelast befreite Blut der linken Herzhälfte zur Verfügung, die es über die Arterien in den gesamten Körper strömen lässt.

Unterschiedliche Komplikationen sind möglich:

In den Lungengefäßen entsteht ein erhöhter Blutdruck (pulmonal arterielle Hypertonie) durch

- Verkrampfung der kleinen Gefäße bei Sauerstoffmangel in den Lungenbläschen,
- narbige Einengung der Gefäße durch chronische Entzündungsprozesse,
- viele kleine Thrombosen (Blutgerinnsel), die die Gefäße verstopfen,
- Verlust der Lungengefäße (Netzkapillaren) bei der Emphysementstehung.

Die rechte Herzkammer versucht diese Belastung aufzufangen, entwickelt mehr Muskelmasse und versagt eines Tages unter der Arbeitsbelastung. Das Blut staut sich in den Venen vor der rechten Herzhälfte. Sie entdecken geschwollene Beine (Ödeme). Das Körpergewicht steigt im Extremfall um bis zu 20 Kilogramm und mehr an. Die aus den Venen herausgepresste Flüssigkeit sammelt sich nämlich nicht nur in den Beinen, sondern verteilt sich im gesamten Körper abhängig von der Schwerkraft. Besonders unangenehm macht sich das »Herzwasser« im Rippenfellraum durch Verdrängung der Lunge und in der gestauten Leber bemerkbar.

**Tipp**

Durch regelmäßiges Wiegen können Sie diesen unangenehmen, bedrohlichen Zustand verhindern. Bei einer Gewichtszunahme von ca. 2 Kilogramm sollten Sie Ihren Arzt dringend aufsuchen, auch wenn Sie glauben, es hätte Ihnen in der letzten Zeit zu gut geschmeckt.

Die linke Herzhälfte leidet unter Sauerstoffmangel, z. B. nachts im Schlaf, oder die Pumpfunktion wird geschädigt – viele von Ihnen sind Raucher, haben verengte Herzkranzgefäße oder bereits einen Herzinfarkt erlitten – und das Blut staut sich in den Lungengefäßen. Insbesondere die Emphysemlunge hat deutlich weniger Gefäße als eine gesunde Lunge und kann deshalb nur kleine Mengen rückgestautes Blut speichern. Auch

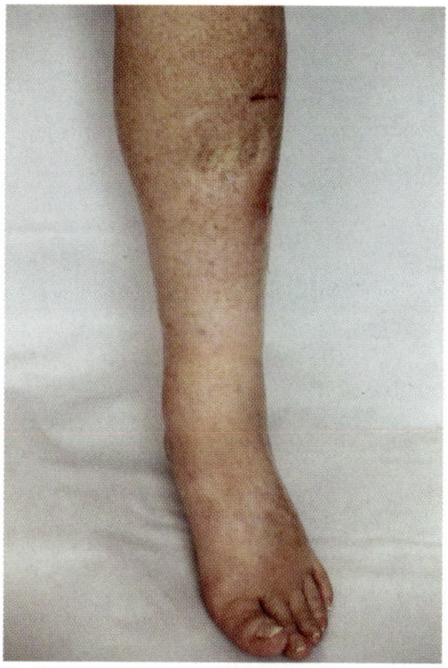

Abb. 18: Die mit einem Finger eindrückbare Delle bei Wassereinlagerung (Ödem). Auch der Abdruck des oberen Gummizuges einer Socke zeigt frühzeitig Wassereinlagerungen an.

**Tipp**

Diese Veränderungen können Sie leider nicht mit einer täglichen Gewichtskontrolle erkennen. Vermehrtes Hüsteln sowie gesteigerte Luftnot im Liegen, gebesserte Luftnot nach dem Aufsitzen bzw. Aufstehen sind die Warnsignale, die Sie ernst nehmen müssen.

ein alter Schwamm kann nicht so viel Wasser aufsaugen wie ein neuer. Das Blut wird dann in die Lungenbläschen gedrückt (so genanntes Lungenödem) und das Ersticken ist, wenn nicht zügig gehandelt wird, unvermeidlich.

## Das Risiko der tiefen Beinvenenthrombose bei COPD

Jeder zehnte Patient mit einer akuten infektiösen Verschlechterung seiner COPD hat fast immer unbemerkt, lediglich mit Ultraschall nachweisbar, eine tiefe Beinvenenthrombose (Blutgerinnsel in den unsichtbaren, in der Tiefe gelegenen Venen). Das Risiko besteht in einer oder mehreren Lungenembolien, die den Bluthochdruck in den Lungenarterien weiter steigern und zu einem Versagen der rechten Herzkammer führen können. Um dieser Komplikation vorzubeugen, ist eine Thromboseprophylaxe (u.a. bei Bettlägerigkeit) mit gerinnungshemmenden Medikamenten, z. B. Heparin, notwendig.

## Verlauf und Prognose der COPD und des Lungenemphysems

Die COPD und das Lungenemphysem sind unheilbar. Es gibt unumkehrbare (irreversible) Schäden:

- Narbige Verengungen der Atemwege (Fibrosen),
- Verlust der elastischen Rückstellkräfte (siehe S. 18),
- Zerstörung der Lungenbläschen-Struktur und damit verbunden ein Verschluss der kleinsten Atemwege direkt vor den Lungenbläschen (small airways).

Es gibt aber auch beeinflussbare (reversible) Veränderungen wie:

- Verminderung der Entzündungszellen und der Schleimproduktion in den Atemwegen,
- medikamentöse Erweiterung der verengten Atemwege,
- Beeinflussung der Überblähung während körperlicher Aktivität.

Um das Fortschreiten der COPD zu bremsen und Komplikationen zu verhindern oder zu beherrschen, müssen Sie und Ihre Ärzte ihre ganze Kraft einsetzen.

Einige Zahlen:

- Ca. 30 Millionen Tage Arbeitsunfähigkeit pro Jahr gehen zu Lasten der COPD.
- 1999 wurden 150 000 Patienten wegen einer COPD im Krankenhaus behandelt.
- Mit einer COPD ist die Wahrscheinlichkeit einer Krankenhausbehandlung 2,3-mal größer als bei Menschen ohne diese Erkrankung.
- 20 000 Bürger der Bundesrepublik starben 2001 an einer COPD.
- Zurzeit ist die COPD die sechsthäufigste Todesursache. Internationale Schätzungen erwarten eine konstante Steigerung, sodass im Jahr 2020 die COPD an dritter Stelle stehen wird.

Ein Verzicht auf das Rauchen ist unerlässlich. Bedenken Sie, dass Sie als Raucher ca. 7–10 Jahre früher sterben, weil sie den »Glimmstängel« nicht verbannen konnten. Ihre Lungenfunktion verschlechtert sich wesentlich schneller als bei einem Lungengesunden und ist nicht reparabel, wenn die Einsicht zu spät siegt.

Dass durch einen Rückgang der Luftschadstoffe der Industrie die Bronchitis-Symptome reduziert werden können, ist durch Vergleiche zwischen den neuen und alten Bundesländern nach der Wiedervereinigung

## Prognose bei eingeschränkter Lungenfunktion und Atempumpversagen

Ist die Lungenfunktion stark eingeschränkt (FEV1 kleiner als 25 % der Norm, siehe S. 50) und besteht ein Atempumpversagen (erkennbar an einem erhöhten Kohlendioxyd), liegt die 5-Jahres-Überlebensrate unter 35 %, d. h. von 100 Erkrankten leben nach 5 Jahren nur noch 35. Die gleichzeitig bestehende Herzschwäche des »rechten Herzens« ist für diese traurige Bilanz ganz entscheidend verantwortlich.

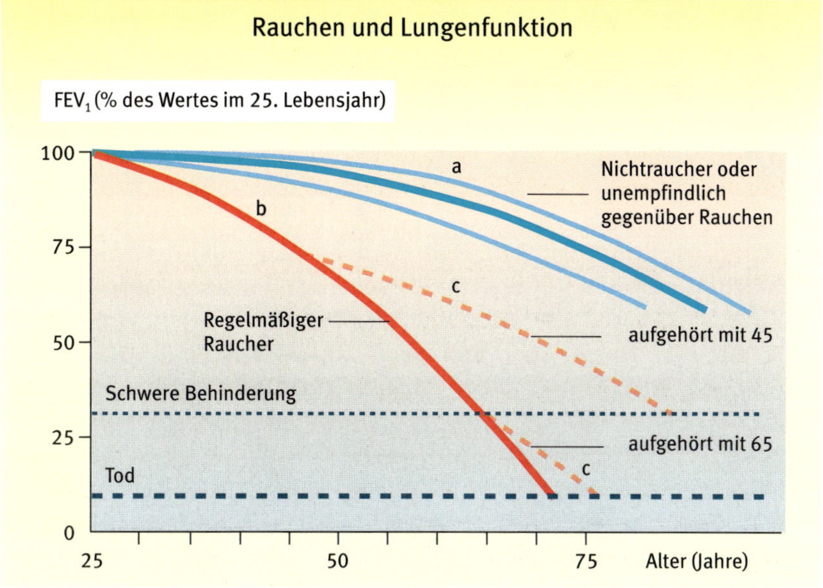


Abb. 19: Darstellung der durchschnittlichen Verschlechterung der Lungenfunktion a. bei Nichtrauchern, b. bei Rauchern, c. bei ehemaligen Rauchern.

eindeutig belegt worden. Beruhigt können wir feststellen, dass wir diesbezüglich auf dem richtigen Weg sind.

Beim Emphysem hängt die Prognose stark vom Emphysem-Typ ab. Etwas Emphysem hat jeder ältere Mensch ohne Schmälerung der Lebenserwartung. Die Prognose bei einem Emphysem, das durch einen angeborenen Mangel an Abwehrstoffen (Proteasen-Inhibitor-Mangel) hervorgerufen wurde, ist extrem abhängig vom Ausmaß der erblichen Belastung und bedarf einer speziellen Beratung durch Ihren Facharzt.

## Erkrankungen, die ebenfalls Luftnot verursachen können

Die Diagnose Asthma lässt sich wegen der anfallsartigen Luftnot und der dabei fast immer vorhandenen pfeifenden Atemgeräusche meist ohne Probleme stellen. Typisch sind:

- nächtliche Luftnot,
- anfallsartige Luftnot z. B. bei Reizsubstanzen, so genannte Hyperreagibilität,
- familiäre Häufung von allergischen Erkrankungen, so genannte Atopie.

Bei Kindern ist eine chronische Bronchitis eine Seltenheit. Bei länger bestehendem Husten ist unbedingt an eine Nasennebenhöhlen-Entzündung zu denken. Ursächlich in Frage kommen auch angeborene oder frühkindlich erworbene Veränderungen der Atemwege wie z. B. chronische Erweiterung der Luftröhrenäste, angeborene bewegungsunfähige Flimmerhärchen oder die erblich bedingte Mukoviszidose (Eine Stoffwechselstörung der Drüsen mit besonderer Beteiligung der Schleimdrüsen der Atemwege, der Schweißdrüsen der Haut und der Bauchspeicheldrüse. In den Atemwegen entsteht ein extrem zäher Schleim. Dies führt zur Verstopfung der Atemwege, zu chronischen bakteriellen Entzündungen und zur zunehmenden Verschlechterung des Gasaustausches).

Bei Kindern und Erwachsenen muss an die Möglichkeit eines »verschluckten« Fremdkörpers gedacht werden, der in die Luftröhre gelangt ist. Vom Stiftzahn über die Glasperle bis zum Flaschendeckel – alles findet sich gelegentlich in der Luftröhre. Der unbemerkte Fremdkörper kann über Wochen hinweg stören und zu Husten und Luftnot führen.

In seltenen Fällen kann eine Fehlfunktion der Stimmbänder oder eine Kehlkopferkrankung Asthma oder chronische Bronchitis vortäuschen. Die Diagnosen werden anhand typischer Lungenfunktionskurven sowie durch Spiegelung des Kehlkopfbereiches gestellt.

Auch eine Verengung der Luftröhre, z. B. wegen einer deutlichen Vergrößerung der Schilddrüse, wegen ummauernden Lymphknoten oder Tumorerkrankungen, führen zu Luftnot und Schleimverhalt mit unangenehmen Hustenanfällen.

Sehr selten kann auch die immunologische Erkrankung Sjögren-Syndrom zu chronischem Husten führen. Im Vordergrund dieser Erkrankung steht eine verminderte Ausscheidung von Flüssigkeit der Tränen- und Speicheldrüsen. Fehlender Speichel und trockene Augen sind typische Beschwerden. Betroffen sind überwiegend Frauen ab dem mittleren Alter.

Schwierig kann die Abgrenzung gegenüber bestimmten Formen entzündlicher Erkrankungen der Lungenbläschen sein (Alveolitis).

Auch die eingeschränkte Pumpfunktion der linken Herzkammer führt zu Luftnot und Hüsteln, jedoch nicht zum klassischen Husten mit Auswurf. Diese Erkrankung wurde früher als Herzasthma bezeichnet. Der Abhörbefund (Auskultationsbefund) kann hierbei häufig für den Arzt schwierig zu deuten sein (siehe auch S. 48).

### Erkrankungen mit Husten, Auswurf und Luftnot

- Chronische Bronchitis/COPD
- Lungenemphysem
- Luftansammlung im Brustfellraum (Pneumothorax)
- Flüssigkeitsansammlung im Brustfellraum (Pleuraerguss)
- Asthma
- Übertritt von Magensäure in die Luftröhre bei Rückflusskrankheit der Speiseröhre
- Verschluckter Fremdkörper
- Luftröhrenverengung durch Tumor, Narben, Kompression von außen, z. B. vergrößerte Schilddrüse
- Krupp-Husten
- Stimmbanderkrankung, Stimmbandfehlfunktion – häufig anfallsweise
- Kehlkopferkrankungen
- Angeborene oder frühkindliche Defekte der Atemwege
- Immunologische Erkrankungen mit Beteiligung der Atemwege
- Lungenbläschenentzündung (Alveolitis)
- Herzschwäche (Asthma cardiale)

# Das Vorgehen bei der Diagnose

Die wichtigsten Untersuchungen im Überblick:

- Patientenbefragung, die Anamnese
- Körperliche Untersuchung
- Lungenfunktionstests
- Blutgasuntersuchungen: Sauerstoff- und Kohlensäure-Bestimmung im arteriellen Blut
- Bestimmung der nächtlichen Sauerstoffsättigung

## Das Gespräch mit Ihrem Arzt – Anamnese

Die ausführliche Befragung erlaubt bereits eine Diagnose mit 80%iger Wahrscheinlichkeit.

Husten, Auswurf oder auch schon Luftnot z. B. beim Treppensteigen führte Sie zu Ihrem Arzt. Husten morgens beim Aufstehen sowie Auswurf, der klumpig und grau oder grünlich gefärbt ist, ist für eine chronische Bronchitis typisch.

Die Fragen nach nächtlich auftretender oder anfallsartiger Luftnot, nach Heuschnupfen, Allergien, akutem Beginn nach einem Infekt der Atemwege erlaubt häufig schon die Zuordnung oder Abgrenzung zum Asthma. Die Raucheranamnese ist ein gewichtiges Argument für die chronische Bronchitis.

Langsam zunehmende Luftnot unter körperlicher Belastung ist ebenfalls typisch für die chronische Bronchitis und das Lungenemphysem, aber auch ein Hinweis auf eine Herzschwäche. Allerdings ist der Husten dann im Liegen ein Hüsteln und ohne Auswurf.

Dieses Fragespiel muss bei jeder Verschlechterung in Kurzform erneut durchgeführt werden.

# Körperliche Untersuchung

In der Frühphase der Erkrankung kann äußerlich neben den braun verfärbten Fingern der Raucher und dem unangenehmen Rauchgeruch nichts Bedeutsames wahrgenommen werden. Bei langjährigem Verlauf kann häufig der chronische Bronchitiker mit einem Sauerstoffmangel bereits in der Ruhe auf den ersten Blick vom schwerkranken Emphysempatienten getrennt werden.

Wir Ärzte bezeichnen das eine Extrem als Blue Bloater und das andere als Pink Puffer:

- Blue Bloater, der »Dicke« mit vielen roten Blutkörperchen, die nicht ausreichend mit Sauerstoff versorgt sind und deshalb Lippen, Ohrläppchen und Nasenspitze im Gesicht tiefblau verfärben (Zyanose).
- Pink Puffer, der magere, ausgezehrte Luftnotkämpfer mit fast normalen Blutgasen in Ruhe bei schwerem Lungenemphysem.

Der Emphysempatient atmet häufig gequält durch den gespitzten Mund aus und ist vom Ernährungs- und Muskelzustand reduziert, der COPD-Pa-

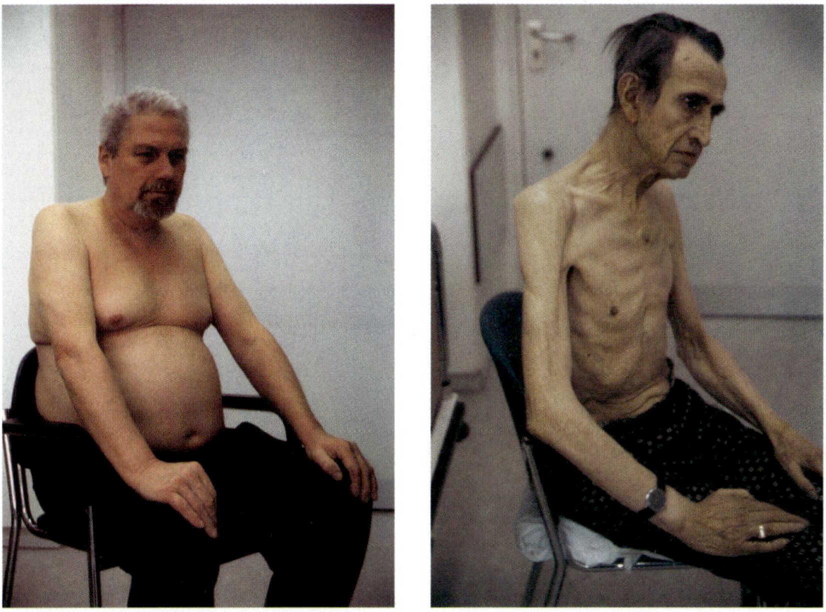

Abb. 20: Gegenüberstellung der beiden Extremvarianten bei COPD. Links der »Blue Bloater«, rechts der »Pink Puffer«.

tient kommt dagegen häufiger stämmiger daher und weist bläulich gefärbte Lippen, Ohrläppchen und Nasenspitzen auf. Der Brustkorb verformt sich insbesondere beim Lungenemphysem fassförmig.

Das Zwerchfell ist bei der Ausatmung nicht mehr gewölbt, sondern platt ausgespannt. Die untere Brustkorbhälfte dehnt sich bei der Einatmung nicht mehr aus, sie kann sich sogar einziehen, wodurch die Pumpfunktion der Lunge deutlich gemindert wird (siehe Abb. 14). Mit links und rechts umgreifenden Händen kann man anfangs diese entgegengesetzte Atmung deutlich besser fühlen als sehen. Dieser Zustand erfordert zwingend eine Behandlung durch eine/n Atemgymnastin/ten.

Mit dem Hörgerät (Stethoskop) kann Ihr Arzt sehr oft die verengten Atemwege hören. Er nimmt ein pfeifendes Geräusch wahr, das am Ende und bei schneller Ausatmung noch deutlicher ist. Dieses »Giemen« ist mit dem Stethoskop erst dann wahrnehmbar, wenn mindestens 25 % der Atemwege verengt sind. Außerdem führt der locker sitzende Schleim zu Rasselgeräuschen.

Leider hat dieses für die Kontrolle so wichtige und preiswerte Verfahren Einschränkungen, worüber sich Arzt und Patient bewusst sein müssen. Man kann mit dieser Technik nur einen »Mantel« von 3–5 cm Tiefe untersuchen. Bei sehr dicken Patienten lässt die Aussagefähigkeit ebenfalls nach.

Wenn der Schleim sehr zäh und festsitzend die Atemwege »auskleistert« oder wenn es sich um ein Lungenemphysem handelt, ist das »Giemen« nur ganz leise am Ende der Ausatmung wahrnehmbar oder das Atemgeräusch fehlt vollständig. Jetzt spricht Ihr Arzt von der »stillen Lunge«, generell ein schwerer Krankheitszustand.

Weiterhin kann es beim Abhören schwierig bis unmöglich sein, eine zusätzliche Herzschwäche zu erfassen. Wenn Sie verstärkte Luftnot haben und Ihr Arzt nichts Neues hören kann, haben im Zweifel Sie Recht und benötigen dringend eine Röntgen-Aufnahme der Lunge.

Letztlich sollte mindestens ein Blick prüfen, ob in den Beinen Herzwasser (Ödem) eingelagert ist. Dieser Blick ist allerdings trügerisch, wenn Sie länger im Bett gelegen haben. Die ersten »Wassereinlagerungen« finden sich immer am tiefsten Punkt. Das bedeutet, Ihr Arzt muss mit seinen Händen ertasten, ob sich das Gewebe in der Gesäßgegend »teigig« anfühlt.

## Röntgenuntersuchung

Eine Röntgenuntersuchung der Lunge ist zu Beginn der Diagnoseerstellung unerlässlich. Für eine Kontrolle ist nur eine Berechtigung gegeben, wenn eine Verschlechterung des Befindens oder eine neue Fragestellung besteht, z. B. bei Fieber, zunehmender Luftnot oder Ausschluss einer Tumorerkrankung. Eine Computertomographie ist teuer, mit größerer Strahlenbelastung verbunden und macht nur bei konkreten Fragestellungen Sinn, z. B. vor einer eventuell operativen Behandlung eines Lungenemphysems oder bei Lungenkrebsverdacht.

## Lungenfunktionsuntersuchungen

Die in der Arztpraxis üblichen Lungenfunktionsuntersuchungen sind ein unerlässlicher Bestandteil der Diagnostik bei Lungenerkrankungen. Sie erlauben eine gute Beurteilung nicht nur der Luftmengen im Brustkorb, sondern auch der Schwierigkeiten beim Ein- und Ausatmen.

Diese Untersuchungen sind nicht nur zu Beginn notwendig, sondern regelmäßig im weiteren Verlauf Ihres Lebens, um einerseits den Nutzen eines Medikamentes zu sichern – nichts ist unnötiger als ein wirkungsloses Medikament – und andererseits den Verlauf Ihrer Erkrankung zu erfassen.

### Die Spirometrie

Die Spirometrie ist die wichtigste Methode; mit ihr kann man fast alle wichtigen Fragen beantworten. Gemessen werden die Luftvolumina, die maximal ein- und ausgeatmet werden. Zusätzlich wird durch Berücksichtigung des zeitlichen Ablaufs eine bedeutende Information über die Atemwegsverengung gewonnen. Diese Messungen sind bereits mit einfachen Messgeräten möglich, die Sie subjektiv auch nicht belästigen.

Mit preiswerter elektronischer Messtechnik kann ergänzend zum Luftvolumen die Strömungsgeschwindigkeit während der Atemmanöver gemessen und miteinander in Beziehung gebracht werden. Jetzt erhalten wir als grafische Aufzeichnung die Fluss-Volumen-Kurve. Sie erlaubt Aussagen, die über den wertvollen Informationsgehalt der FEV1 hinausgehen. Relativ früh lassen sich so Schäden an den kleinen Atemwegen bei Rauchern erkennen. Ebenso sind emphysembedingte Veränderungen und gefangene Luft besser erkennbar als mit der Spirometrie.

### Vitalkapazität (VC) und Einsekundenkapazität ($FEV_1$)

Das Luftvolumen, das der Patient bei langsamer maximaler Ein- und Ausatmung bewegt, wird als Vitalkapazität (VC) bezeichnet. Die Luftmenge, die nach maximaler Einatmung innerhalb einer Sekunde mit maximaler Anstrengung ausgeatmet werden kann, wird Einsekundenkapazität genannt. Das dafür benutzte Kürzel $FEV_1$ leitet sich vom Englischen ab, forced expiratory volume. Die Einsekundenkapazität wird zusätzlich im Verhältnis zur Vitalkapazität in Prozent berechnet. Jetzt spricht man von der relativen $FEV_1$, dem weltweit entscheidenden und vergleichbaren Wert für die Atemwegsverengung.

Beim Lungengesunden liegt die relative $FEV_1$ bei 75–80 % und höher. Bei der leichten chronischen Bronchitis können diese Werte noch normal sein. Bei der COPD und dem Lungenemphysem sind die $FEV_1$ zum Teil massiv erniedrigt. Die Vitalkapazität wird durch ein schweres Lungenemphysem für immer kleiner und kann durch die »aufgepumpte« Lunge zusätzlich eingeschränkt werden.

Wer diese Methoden beherrscht, kann fast alle bedeutsamen Fragen zu Ihrer Erkrankung beantworten. Insbesondere ist auch eine frühe Diagnose von Raucherschäden möglich.

## Die Bodyplethysmographie

Sie ist die teuerste, aber auch genaueste und bei einigen Messungen von der Mitarbeit der Patienten unabhängige Lungenfunktions-Methode. »Renten-Jäger«, die bei der Messung bewusst ihre Atmung schonen, fallen hier auf und durch. Die zusätzlich gewonnenen Messwerte sind:

- das Volumen, das nach der Ausatmung in der Lunge noch verbleibt (intrathorakales Gasvolumen, ITGV) und beim Emphysem und der Überblähung vergrößert ist,
- der Atemwegswiderstand (Resistance), ein sehr schöner Wert, der während der ruhigen Atmung jeden Augenblick die Atemwegsweite bzw.-verengung widerspiegelt.

## Der Bronchospasmolysetest

Mit dieser Untersuchung wird geprüft, wie gut oder schlecht sich die Atemwegsverengung bessern lässt (Zunahme von FEV1 oder Abfall des

Atemwegswiderstands). Außerdem interessiert, ob das maximal mobilisierbare Volumen (VC) zunimmt und sich die nach der Ausatmung in der Lunge verbliebene Luftmenge (ITGV) senkt.

Gemessen wird ein Ausgangswert. Anschließend wird ein atemwegserweiterndes Medikament inhaliert. Bei den meisten Beta-2-Sympathomimetika (siehe S. 59 ff.) erfolgt die Kontrolle nach 15 Minuten, bei den Anticholinergika (siehe S. 60 f.) und dem Salmeterol® nach 30 Minuten.

Wichtig ist, dass die Wirksamkeit von Cortison und Theophyllin nicht akut überprüft werden kann. Erst nach 2- bis 4-wöchiger Therapie lässt sich der Erfolg oder Misserfolg beurteilen. Interessant ist, dass nach dieser Therapie auch das Ansprechen auf die zuvor getesteten Beta-2-Sympathomimetika verbessert sein kann.

## Messung der Atemmuskelstärke

Wenn sich die Atempumpe erschöpft, ist man unfähig, ausreichend einzuatmen. Das Ausmaß der Erschöpfung der Einatemmuskulatur kann u. a. gemessen werden durch den Druck, den man aufbringt, um so tief und kräftig wie möglich einzuatmen. Der Messwert wird Pimax genannt.

## Blutgase

Das Blut ist für den Sauerstofftransport von der Lunge zu den Organen wie Herz und Nieren, zu Kopf und Muskeln sowie für den Abtransport des Kohlendioxyds verantwortlich. Ein Maß für die Leistungsfähigkeit der Atmung ist der Partialdruck für Sauerstoff ($PO_2$) und für Kohlendioxyd ($PCO_2$) in mmHg, meistens im Blut einer Arterie gemessen.

Bei Behinderung der Belüftung der Lungenbläschen fällt der $PO_2$ ab. Durch verstärktes Atmen (Hyperventilation), wie z. B. bei körperlicher Belastung, versuchen wir anfangs, diesen Mangel auszugleichen, bis sich unsere Atemmuskulatur erschöpft. Jetzt droht Gefahr, denn nicht nur der Sauerstoff fällt weiter ab, sondern das Kohlendioxyd steigt an. Bei erheblichem Anstieg des Kohlendioxyds tritt beispielsweise Schreibunsicherheit, Schläfrigkeit und zum Schluss Bewusstlosigkeit (Koma) auf.

Weil die Tätigkeit der Atempumpe für die Blutgase extrem wichtig ist, muss nicht weiter erklärt werden, dass im Schlaf mit »flacher Atmung« oder Atempausen und bei zusätzlicher Herzschwäche die Sauerstoffversorgung auch nachts zu kontrollieren ist.

## Gehtest und Fragebogen

Leistungsuntersuchungen wie die Spiroergometrie (Messung u. a. der Sauerstoffaufnahme, der Atmung, der Herzfrequenz unter körperlicher Belastung) sind aufwändig und Schwerkranken nicht zumutbar. Auch sind nicht alle Therapieerfolge mit der Lungenfunktion, insbesondere beim Lungenemphysem, messbar. Deswegen werden gelegentlich zwei einfache Untersuchungstechniken angewandt.

Beim Gehtest wird die Strecke gemessen, die Sie in 6 Minuten zurücklegen können. Bei einer Wiederholung nach 3 Monaten können Sie Ihren Trainingserfolg selbst beurteilen und erhalten einen Motivationsschub für Ihre täglichen Mühen.

Sie können diesen Gehtest auch zu Hause durchführen. Messen Sie eine ebene Strecke aus, die mindestens 20 Meter lang sein sollte. Dann markieren Sie die beiden Endpunkte und los geht's.

Zwischen den beiden Markierungen pendeln Sie 6 Minuten so zügig wie möglich hin und her. Jede zurückgelegte Strecke wird mit einem Strich festgehalten und so können Sie ermitteln, wie viele Meter Sie in dieser Zeit zurücklegen können.

Als kleiner Anhaltspunkt: Ein gesunder Erwachsener schafft mehr als 600 Meter, wenn er trainiert ist. Aber auch wer die Hälfte schafft, kann die meisten Dinge des Alltags noch ganz gut bewältigen.

Beim Fragebogen werden mit »Schulnoten« Ihre Beschwerden wie Luftnot beurteilt. Der Vergleich belegt Sinn oder Unsinn einer therapeutischen Maßnahme.

Die Fragen sind auf den ersten Blick schwer zu verstehen und erscheinen auch sehr persönlich. Lassen Sie sich dadurch nicht beirren, sondern bitten Sie Ihren Arzt um eine Erklärung. Diese Fragebögen können nur dann bei der Beurteilung Ihrer Erkrankung hilfreich sein, wenn alle Fragen vollständig beantwortet werden.

## Herzuntersuchungen

Der Sauerstoffmangel und die Überladung mit Kohlendioxyd führen immer zu einer Herzschwäche. Außerdem sind viele von Ihnen Raucher und die Schadstoffe des Zigarettenrauchs greifen nicht nur die Lunge, sondern auch die Herzkranzgefäße an und schädigen damit die Pumpfunktion insbesondere der linken Herzkammer.

Notwendig neben der ärztlichen Untersuchung sind gelegentlich ein EKG, die Beurteilung der Herzform und -größe und der Stauungszeichen mit der Frage nach vermehrtem »Lungenwasser« im Röntgenbild der Lunge. Eine Ultraschalluntersuchung des Herzens (Echokardiographie) ist bei schwerer COPD z. B. nur sinnvoll bei der Frage nach einer Pumpschwäche der linken Herzkammer oder nach einem erhöhten Blutdruck in der Lungenarterie. Zur genauen Beantwortung der letzten Frage kann auch sehr selten ein so genannter kleiner Herzkatheter notwendig sein.

## Blut- und Sputum- (Auswurf-) Untersuchungen

Die Blutgase sind bei Schwerkranken in regelmäßigen Abständen zu kontrollieren. Wichtig ist, dass das Ausmaß des Sauerstoffmangels und der Zeitpunkt der Kohlendioxydüberladung (Hyperkapnie) erfasst wird.

Der Sauerstoffmangel stimuliert über ein Hormon, das in der Niere gebildet wird (Erythropoetin) – bei Sportlern auch als »Epo« bekannt – die Produktion der roten Blutkörperchen (Erythrozyten). Dieser eigentlich sinnvolle Vorgang wird überschießend zum Nachteil. Wenn der Messwert für die Menge der roten Blutkörperchen, der Hämatokrit, 60 % überschreitet, wird das Blut viel zu zähflüssig; die Herzarbeit und das Risiko von Thrombosen, auch in den Lungengefäßen, nimmt erheblich zu.

Bei eitrigem Auswurf und Fieber sind die Ermittlung von Entzündungswerten wie das CRP und die Anzahl der weißen Blutkörperchen (Leukozyten) sinnvoll.

Liegt vorwiegend ein Lungenemphysem vor, sollte einmal im Leben die Frage nach einem Alpha-1-Proteasen-Inhibitormangel (siehe S. 34) beantwortet werden. Wiederholte Untersuchungen bei verschiedenen Ärzten und in unterschiedlichsten Kliniken kosten Geld und machen keinen Sinn.

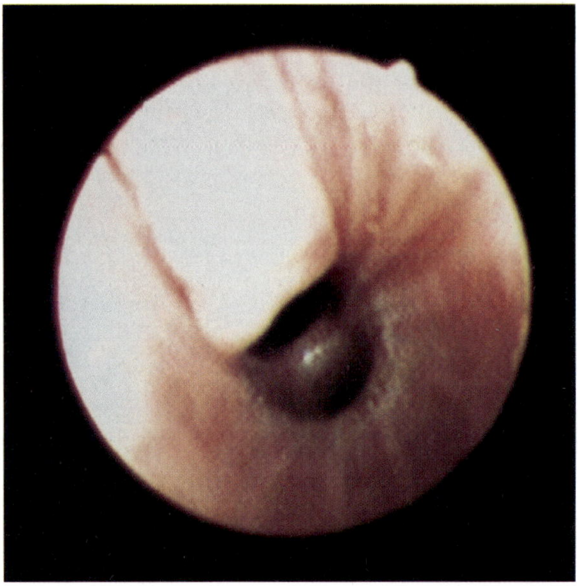

Abb. 21: Blick in einen Bronchus mit Schleim.

Die Untersuchungen des Auswurfs sind ein Problem. Nicht der Speichel, sondern der Bronchialschleim ist das Untersuchungsmaterial. Sie müssen schon dafür sorgen, dass das Material auch aus der »Tiefe« hochgehustet wird. Der Schleim muss angesehen werden (siehe S. 105).

Die entscheidenden Fragen sind:

- Ist der Schleim sehr zäh-klebrig?
- Ist er grün-gelblich verfärbt?

Die grün-gelbliche Verfärbung spricht für eine bakterielle Entzündung.

**Beachten Sie**

Ist der Schleim blutig verschmiert oder husten Sie reines Blut, ist eine eingehende Untersuchung einschließlich einer Lungenspiegelung unverzichtbar. Bis zum Beweis des Gegenteils besteht immer der Verdacht auf einen Lungenkrebs.

Eine Untersuchung des Auswurfs auf Bakterien ist nur in wenigen Fällen, z. B. bei chronischer Erweiterung der Luftröhrenäste, angezeigt. Wenn diese Untersuchung aber erfolgt, muss Ihr Auswurf nahezu nahtlos und temperaturbehütet ins Labor gebracht und dort auf einem Nährboden aufgebracht werden. Ein weiterer Grund der Auswurfuntersuchung ist die Frage nach vermehrten so genannten Eosinophilen (siehe S. 37), einer Untergruppe der weißen Blutkörperchen. Ihr Auftreten ist ein Hinweis, dass Sie von einer Cortison-Therapie profitieren könnten.

## Sind Allergieuntersuchungen notwendig?

Diese Frage ist mit einem klaren Nein zu beantworten, es sei denn, Ihre Erkrankung hat ausgeprägte Eigenschaften der Überempfindlichkeit der Atemwege. Aber auch dann ist vorher noch zu hinterfragen, ob das Ergebnis in einen zusätzlichen therapeutischen Nutzen umgesetzt werden kann.

Unter bronchialer Hyperreagibilität versteht man die Bereitschaft der Atemwege, auf chemische und physikalische Reize überschießend mit einer Verengung zu reagieren. Diese Überempfindlichkeit der Atemwege kann z. B. mit der Inhalation von Histamin aufwändig gemessen werden. Der Nutzen für Sie als Patient ist sehr gering. Es ist bekannt, dass auch Lungengesunde in ca. 8 % eine leichte Form, Patienten mit einer chronischen Bronchitis in ca. 20–30 % und Asthmatiker in ausgeprägter Weise immer diese Hyperreagibilität besitzen.

Im Praxis-Alltag sind die folgenden Fragen meistens ausreichend und erlauben eine Hilfestellung, ob ein Therapieversuch mit Cortison sinnvoll ist: Haben Sie Luftnot oder vermehrt Husten bei der Einatmung von kalter, feuchter Luft; von Küchendünsten; von Parfüm; von mit Zigarettenrauch »geschwängerter« Luft oder bei Tierkontakten?

# Die Grundlagen der Therapie – Medikamente

Alle Anstrengungen müssen unternommen werden, um den Verlauf der Krankheit zu Ihrem Vorteil zu verändern.

**Ziele der Therapie**

- Linderung von Husten und Auswurf
- Besserung der körperlichen Belastbarkeit
- Verminderung der Atemwegsverengung und Überblähung
- Vorbeugung und konsequente Behandlung akuter Verschlechterungen, insbesondere durch bakterielle Infektionen
- Verlangsamung des Fortschreitens der Erkrankung
- Vorbeugung und Behandlung von Herzkomplikationen
- Steigerung der Lebensqualität und der Lebenserwartung

Diese Ziele werden nur durch den gemeinsamen Einsatz von medikamentöser und physikalischer Therapie sowie von Schulungsprogrammen, vorbeugenden Maßnahmen und körperlichem Training erreicht.

## Ausschaltung der Schadstoffe

Die überwiegend durch die Industrie und Autoabgase verursachten Schadstoffe sind in den letzten 20 Jahren konsequent reduziert worden. Die wichtigste vorbeugende Maßnahme müssen Sie aber selber durchführen. Es ist der Verzicht auf aktives, aber auch passives Rauchen.

Voraussetzungen zur erfolgreichen Raucherentwöhnung sind Einsicht und Kenntnis des Gesundheitsrisikos der Raucher:

- vorzeitiges Altern, z. B. deutlich an der Haut erkennbar,
- ca. 10 Jahre verkürztes Leben,
- verminderte Zeugungsfähigkeit,
- Risikofaktor für Herzinfarkte, Raucherbeine oder Schlaganfälle
- Risikofaktor für Krebs, u. a. in der Lunge,
- wichtigste Ursache für chronische Bronchitis und Lungenemphysem mit drohendem Erstickungstod.

Der Wille zum Verzicht muss vorhanden sein! Zusätzlich benötigen Sie kleine Tricks, um sich zu helfen:

- Sie müssen von heute auf morgen aufhören.
- Erklären Sie Ihren Vorsatz im Familien- und Bekanntenkreis, um sich festzunageln.
- Meiden Sie Kneipen und Alkoholgenuss, der Ihre Entschlusskraft schwächt.
- Hören Sie nicht auf gute Freunde, »eine« könnte nicht schaden, verbunden mit der Aufforderung »Sei kein Feigling«.
- Betrügen Sie Ihr Hungergefühl z. B. mit Karotten, Kohlrabi, Salaten oder fettarmen, zuckerfreien Bonbons.
- Der gescheiterte Versuch, die Abhängigkeit mit der Willenskraft zu beherrschen, darf Sie nicht entmutigen.

Wenn Sie mit der Willenskraft alleine gescheitert sind, können derzeit zwei medikamentöse Therapieversuche empfohlen werden:

1. Ersatz des abhängig machenden Nikotins der Zigarette. Bei dieser Therapie wird über einen Zeitraum von etwa 3 Monaten das Nikotin z. B. über ein Hautpflaster oder über ein Nikotinspray dem Körper zugeführt. Die Anfangsdosis bestimmt Ihr Arzt in Abhängigkeit von Ihrem Zigaretten-Konsum; die Nikotindosis wird in großen Schritten reduziert.
2. Das Medikament Zyban® (Buproprion) kann mit Erfolg Ihr Verlangen nach dem Glimmstängel mildern.

Beide Maßnahmen steigern die Erfolgsaussichten. Viel Selbstdisziplin erfordern aber trotzdem die folgenden 3–5 Jahre. Lassen Sie sich nicht zu einer Genusszigarette verführen, auch nicht an Silvester. Bedenken Sie, es handelt sich um eine Abhängigkeit.

Begleitende psychologische Methoden wie Verhaltenstherapie zur Selbstkontrolle oder auch die Akupunktur als suggestive Therapie haben dem einen oder anderen geholfen.

Ihr erfolgreicher Kampf gegen die Sucht wird mit dem Stillstand der Erkrankung belohnt. Die bestehenden Schäden bleiben erhalten, aber die fortschreitende Verschlechterung wird verhindert (siehe Abb.19, S. 43).

# Inhalative oder systemische Therapie

Bei der Behandlung der Atemwegserkrankungen kann man das Medikament mittels Inhalation (lokale Therapie) oder über den Blutweg durch Tabletten oder Spritzen (systemische Therapie) an den Ort der Erkrankung bringen. Die Inhalation von Dämpfen mit Heilkräutern ist die älteste Behandlungsweise der Menschheit. Allerdings sind die Nebeltröpfchen so groß, dass sie am Anfang der Atemwege hängen bleiben und nicht in die Tiefe der Atemwege eindringen. Der große Vorteil bei den heute üblichen Inhalationstechniken ist,

- dass man mit der Tröpfchengröße bestimmen kann, ob das Medikament überwiegend in die Lungenbläschen, in die Bronchien oder in die Luftröhre gelangen soll,
- die geringe Medikamentendosis im gesamten Körper,
- eine Verringerung der Nebenwirkungen sowie
- der schnelle Wirkungseintritt.

Nachteilig ist, dass sowohl von Ihnen als auch von Ihrem Arzt wesentlich mehr Kenntnisse erforderlich sind, damit die Inhalation auch die optimale Wirkung erzielt (siehe S. 76 ff.). Beim Schlucken einer Tablette gibt es nur 2 Fehlermöglichkeiten: vergessen oder – falls bedeutsam – vor oder nach dem Essen verwechseln.

# Atemwegserweiternde Medikamente (Bronchospasmolytika)

In der Einführung wurde betont, dass die COPD dadurch charakterisiert ist, dass die Atemwegsverengung nur gering zu beeinflussen ist. Es ist auch noch nicht bewiesen, dass die jetzt zu besprechenden Medikamente die Lebenserwartung verbessern. Aber tagtägliche Erfahrungen von Patienten und Ärzten beweisen, dass die Lebensqualität zunimmt. Dies berechtigt dazu, die Wirksamkeit dieser Medikamente zum richtigen Zeitpunkt voll auszuschöpfen.

Auch die nur mäßige Erweiterung der Bronchien führt zu einer Erleichterung der Atemarbeit, zu einer Abnahme der Überblähung und damit der Luftnot. Gleichzeitig steigt die körperliche Belastbarkeit.

Die Wirksamkeit der Medikamente wird mit einer Lungenfunktionskontrolle 15 Minuten (fast alle Beta-2-Sympathomimetika) bzw. 30 Minuten

(Anticholinergika) nach der Inhalation bewiesen. Bei zweifelhaftem Nutzen der Medikamente ist auch ein Auslassversuch der Medikamente mit anschließender Lungenfunktions- und Luftnotkontrolle nach 1–4 Wochen sinnvoll. Diese Möglichkeit wird leider viel zu selten genutzt, denn der Grundsatz, nur die hilfreichen Medikamente sollten eingenommen werden, gilt noch immer.

### Bronchialerweiternde Medikamente

Beta-2-Sympathomimetika

- bronchialerweiternd
- vorhandene, funktionell geschädigte Flimmerhärchen werden gebessert
- kurz und lang wirksame Präparate:
  lang wirksame Substanz mit Sofortwirkung, nach 5–10 Min. (Formoterol); ohne Sofortwirkung, nach 30 Min. (Salmeterol)

Anticholinergika

- bronchialerweiternd
- häufiger auf die Überblähung sehr gut wirksam
- kurz und lang wirksames Präparat

Theophyllin

- mäßig bronchialerweiternd
- beugt der Erschöpfung der Atempumpe vor
- bessert Luftnot
- nicht zum Inhalieren

Ob zuerst die Beta-2-Sympathomimetika oder Anticholinergika zur Anwendung kommen sollten, ist bis heute nicht definitiv entschieden. Wir empfehlen, dass diese Frage für jeden Patienten mit einer Testung beider Medikamente entschieden werden muss. Insbesondere bei Schwerstkranken ist eine Kombination beider Substanzgruppen sinnvoll, allerdings muss dann die Medikamentendosis gerade bei den Anticholinergika hoch genug gewählt werden; dieses ist u. a. bei den Atrovent-Inhaletten® gegeben. Das Theophyllin ist in der Regel der dritte Kombinationspartner.

## Beta-2-Sympathomimetika

Diese Medikamente haben ihren Ursprung im Hormon Adrenalin, das im Blut zirkuliert und uns aktiviert. Intensive Forschungen von 1937–1940 führten zur Entdeckung des Aludrin®, einer Substanz die 10-mal stärker atemwegserweiternd ist als das natürliche Hormon Adrenalin, aber leider auf das Herz und den Blutdruck wie Adrenalin mit Herzrasen und Blutdruckanstieg wirkte. In der zweiten Hälfte des letzten Jahrhunderts ist es gelungen, chemische Substanzen herzustellen, die gezielt auf eine Gruppe von Empfängerstellen (Rezeptoren) in der Muskulatur, speziell der Muskulatur in den Atemwegen wirken (siehe S. 29).

Diese Medikamente sind unter den Namen Beta-2-Rezeptor-Stimulatoren, Beta-2-Mimetika und Beta-2-Agonisten bekannt. Die durch eine Verkrampfung der Muskulatur verengten Atemwege werden durch Beta-2-Mimetika wieder erweitert.

Die Beta-2-Sympathomimetika lassen sich nach der Schnelligkeit des Wirkungseintritts und der Dauer der Wirkung in zwei Gruppen unterteilen:

- die kurz wirksamen, deren Wirkung schnell eintritt und ca. 3–4 Stunden anhält
- die lang wirksamen, mit einer Wirkdauer von 10–12 Stunden

Bei sehr schwer Erkrankten kann anstatt der zweimaligen Inhalation der lang wirkenden Beta-2-Sympathomimetika eine dreimalige – das bedeutet alle 8 Stunden – hilfreich sein, wie eigene Erfahrungen mit dem Formoterol gezeigt haben.

Obwohl die Wirksamkeit dieser Medikamente nur über Wochen in Studien belegt ist, darf als gesichert angenommen werden, dass Ihnen diese Medikamente lebenslang nützen.

**Nebenwirkungen bei Überdosierung von Beta-2-Sympathomimetika**

- Zittern der Hände
- Herzjagen
- Unruhe, Panik
- Herzrhythmusstörungen
- Kalium-Erniedrigung im Blut
- Muskelschädigung

## Anticholinergika

Anticholinerge Alkaloide kommen in den Blättern, Wurzeln und Samen der Tollkirsche, der Schwarzwurz und dem Stechapfel natürlich vor. Es

**Tab. 2: Beta-2-Sympathomimetika – Beispiele**

| Wirkstoff | Medikament |
|---|---|
| **Kurz wirksame inhalative Beta-2-Sympathomimetika** | |
| **Wirkstoff** | **Medikament** |
| Fenoterol | Berotec® |
| Salbutamol | Salbutamol®<br>Salbulair®<br>SalbuNovolizer® |
| Terbutalin | Aerodur® |
| **Lang wirksame inhalative Beta-2-Sympathomimetika** | |
| **Wirkstoff** | **Medikament** |
| Formoterol<br>(Wirkungseintritt sofort) | Foradil® P<br>Oxis® |
| Salmeterol<br>(Wirkungseintritt verzögert) | Serevent® |
| **Lang wirksame systemische Beta-2-Sympathomimetika-Tabletten (nur bei absoluter Unmöglichkeit der Inhalation berechtigt)** | |
| **Wirkstoff** | **Medikament** |
| Bambuterol | Bambec® |
| Salbutamol | Volmac® |
| Terbutalin | Bricanyl-Duriles® |

verwundert daher nicht, dass in der indischen Medizin bereits vor mehr als 4000 Jahren mit dem Rauch der Blätter der Pflanze Atropa belladonna Husten und Atemwegsverengungen behandelt wurden. Britische Kolonisten haben im 19. Jahrhundert diese pflanzlichen Medikamente in die westliche Medizin eingeführt. Die Inhalation dieser Pflanzenextrakte war über 100 Jahre in der Behandlung der verengten Atemwege das Mittel der Wahl, bis Mitte des 20. Jahrhunderts die Vorläufer der Beta-2-Sympathomimetika in Konkurrenz traten.

Anticholinergika, auch Muscarin-Rezeptor-Antagonisten genannt, beeinflussen Empfängerstellen des vegetativen Nervensystems (Muscarin-3-Rezeptoren), die die Atemwege weit stellen und der Überblähung entgegenwirken.

Durch einen unterschiedlichen Angriffspunkt kann insbesondere bei schwerst erkrankten Patienten eine Kombination mit den Beta-2-Sympathomimetika eine zusätzliche Erleichterung verschaffen.

Hervorzuheben sind eine sehr gute Verträglichkeit; Überdosierungen bei der inhalativen Anwendung sind kaum möglich, und die Wirksamkeit ist über zwei Jahre belegt.

Eine heilende Wirkung ist aber nicht vorhanden. Die kontinuierliche Verschlechterung der Lungenfunktion beim Raucher wird nicht gebremst.

Eine neue Substanz aus dieser Gruppe, das Tiotropium (Spiriva®), hat eine bisher einmalig lange Wirksamkeit und muss nur einmal täglich inhaliert werden. Es scheint, dass damit die Schwere der Verschlechterung und die Dauer des Krankenhausaufenthaltes vermindert und die Belastbarkeit sowie die Lungenfunktion gebessert wird. Die einmalige Gabe pro 24 Stunden ist für die regelmäßige Medikamenteneinnahme von Vorteil. Leider ist Spiriva® aber teurer als eine 3- oder 4-malige Inhalation mit den Atrovent-Inhaletten®.

**Tab. 3: Inhalative Anticholinergika**

| Wirkstoff | Medikament (Beispiele) | freigesetzte Dosis pro Inhalation |
|---|---|---|
| Ipatropiumbromid | Atrovent®-Dosieraerosol®<br>Atrovent®-Inhaletten®<br>Atrovent®-Fertiginhalat | 20 µg<br>200 µg<br>250 und 500 µg pro 2 ml |
| Oxitropiumbromid | Ventilat®-Dosieraerosol®<br>Ventilat®-Kapseln | 100 µg<br>100 µg |
| Tiotropiumbromid | Spiriva® | 22,5 µg |

## Theophyllin, ein Phosphodiesterase-Hemmer

Jeder von uns hat schon verwandte Substanzen im Tee, Kaffee oder Kakao zu sich genommen und auch einige Wirkungen wie z. B. den Harndrang oder innere Unruhe verspürt. Deswegen ist es nicht verwunderlich, dass diese Substanzen auch in der Medizin unserer Vorfahren Anwendung fanden. Die Wirksubstanz Theophyllin wurde bereits 1885 entdeckt und vor fast 100 Jahren aus dem Teestrauch erstmalig gewonnen. Das Wissen um die Wirkungen schlummerte drei Jahrzehnte, bis 1937 der atemwegserweiternde Effekt wiederentdeckt wurde.

Theophyllin ist bei der COPD kein Medikament der ersten Wahl. Es wird bei Bedarf mit den Beta-2-Sympathomimetika und/oder Anticholinergika kombiniert. Es hat neben einer mäßigen atemwegserweiternden Wirkung, die man erst nach 1- bis 2-wöchiger Behandlung richtig beurteilen kann, einen günstigen Einfluss auf die Atemmuskulatur. Die Erschöpfung des Zwerchfells, des wichtigsten Atemmuskels, wird hinausgezögert. Auch die Pumpfunktion des Herzmuskels wird verbessert und der erhöhte Blutdruck in den Lungengefäßen gesenkt. Dass vermehrt Urin ausgeschieden wird, wurde oben schon erwähnt.

Bei der Vielzahl der Wirkungsansätze verwundert es nicht, wenn bei der Lungenfunktion häufiger keine Veränderung messbar ist und trotzdem der Patient eine deutliche Besserung seiner Luftnot und körperlichen Belastbarkeit verspürt.

Ob dem Theophyllin ein günstiger Effekt auf den chronischen Entzündungsprozess der chronischen Bronchitis zuzusprechen ist, wird von uns vermutet, ist aber nicht wissenschaftlich belegt.

Ein neuer Phosphodiesterase-4-Hemmer, Roflumilast, blockiert die Entzündungsaktivitäten der neutrophilen und eosinophilen weißen Blutkörperchen, verbessert die Lungenfunktion, senkt die Häufigkeit der Verschlechterungen und verspricht für die nahe Zukunft eine therapeutische Bereicherung.

Bei der Behandlung des Asthmas wird das Theophyllin wegen der typischen nächtlichen Verschlechterung der Luftnot abends höher dosiert, obwohl dadurch das Einschlafen erschwert wird. Bei der COPD und dem Lungenemphysem wird der Patient aber überwiegend am Tag durch seine Krankheit eingeschränkt. Folglich macht die höhere Dosierung zur Nacht keinen Sinn, eventuell kann man sogar ganz auf die abendliche Einnahme verzichten.

### Anwendung

Theophyllin wird in der Regel als Tablette mit einer verzögerten Freisetzung der Wirksubstanz im Darm (retard Tbl.) verschrieben. Das Medikament wird im Dünndarm langsam freigesetzt, sodass die Aufnahme im Blut nur mit geringen Schwankungen erfolgt. Diese Tabletten oder Kapseln müssen nur 1- oder 2-mal täglich eingenommen werden.

Bei einer akuten Verschlechterung kann das Medikament in die Vene gespritzt oder der Ampulleninhalt oder Tropfen getrunken werden. Jetzt erfolgt die Aufnahme über den Magen-Darm-Trakt in das Blut wesentlich schneller.

Generell ist die Dosierung sehr individuell zu gestalten. Als Richtschnur gilt für die COPD: 15 mg/kg pro Tag. Eine Kontrolle ist bei diesen höheren Dosierungen mit Theophyllin-Blut/Serum-Spiegeln notwendig.

### Theophyllin-Tabletten mit verzögerter Freisetzung (retardierend) – Beispiele

- Afonilum®
- Bronchoretard®
- Euphylong®
- Phyllotemp®
- Theophyllin retard-ratio®
- Theophyllin Stada®

### Mögliche Nebenwirkungen

Der Nachteil von Theophyllin besteht in den erheblichen Nebenwirkungen bei Überdosierungen. Beschleunigter Puls bis zu Herzjagen und Herzrhythmusstörungen, innere Unruhe, Schlafstörungen sowie Magenkrämpfe, Sodbrennen und Übelkeit sind möglich. Bei extremer Überdosierung sind auch Krampfanfälle, Psychosen und Bewusstlosigkeit beschrieben.

Theophyllin ist grundsätzlich nicht eigenmächtig und nur nach Rücksprache mit Ihrem Arzt anzuwenden.

**Beachten Sie**

Ein besonderes Problem bei der Therapie mit Theophyllin besteht darin, dass der Abbau des Medikamentes verstärkt oder vermindert sein kann, d. h. im ersten Fall sind Sie unterdosiert und im zweiten Fall überdosiert.

Das Nikotin, z. B. in der Zigarette, beschleunigt den Abbau. Ihre tägliche Medikamentendosis liegt also höher. Aber bitte größte Vorsicht, wenn Sie dem Nikotin entsagen: Jetzt muss die Theophyllindosis deutlich reduziert werden. Dieselbe Vorsicht muss selbstverständlich bei der Nikotin-Ersatztherapie angewendet werden.

Herzschwäche, Lebererkrankungen, Virusinfektionen aber auch andere Medikamente, z. B. Erythromycin, ein Antibiotikum, vermindern den Abbau von Theophyllin. Wenn Sie die Dosis nicht reduzieren, treten die oben beschriebenen Nebenwirkungen auf.

# Wann sind entzündungshemmende Medikamente angezeigt? – Therapie mit Cortison

Der Nutzen einer entzündungshemmenden Therapie mit Cortison ist bei der COPD im Gegensatz zum Asthma viel schwieriger mit der Lungenfunktion nachweisbar. Für das Theophyllin ist eine entzündungshemmende Wirkung wissenschaftlich nicht belegt; für den neuen Phosphodiesterase-4-Hemmer Roflumilast gibt es jedoch ermutigende erste Untersuchungsergebnisse (siehe S. 63). Leukotrien-Rezeptor-Antagonisten (Medikamentengruppe gegen Vermittlerstoffe – Mediatoren – der Entzündung) werden erneut untersucht. Es verbleiben zurzeit insbesondere die inhalativen Glucocorticoide.

### Das Hormon Cortison

Cortison ist ein lebenswichtiges Hormon. Jeder von uns produziert es in den Nebennieren. Bei einem Mangel erkranken wir lebensgefährlich. Es hilft unserem Körper in den verschiedensten Belastungssituationen, z. B. bei Infektionen oder Stress. Die Ausschüttung in den Körper wird über Hormone der Hirnanhangsdrüse gesteuert.

Pharmazeutisch hergestellte Abkömmlinge werden als Corticoide, Glucocorticoide oder Corticosteroide bezeichnet.

In Verruf ist diese wertvolle Medikamentgruppe geraten, weil die Tabletten oder Spritzen zu großzügig und unkritisch angewendet wurden.

Betont sei an dieser Stelle, dass Cortison beim reinen Lungenemphysem überhaupt nichts zu suchen hat.

Trotzdem hat dieses Medikament auch viel bei der Behandlung von Atemwegserkrankungen geleistet. Wenden wir uns nun dem Nutzen und der abgewogenen Anwendung zu.

## Ist die Angst vor Cortison berechtigt?

Es wäre unsinnig, die erheblichen Nebenwirkungen von Cortison zu verneinen. Unsachgemäße Langzeit-Behandlung mit Tabletten verkürzt sogar die Lebenserwartung. Es wäre aber auch fahrlässig zu verschweigen, dass viele Patienten diesem Medikament ihr Leben verdanken. Bei einer systemischen Behandlung, d.h. Tabletten oder Spritzen, von länger als 2–4 Wochen ist immer mit Nebenwirkungen zu rechnen. Das Ausmaß hängt von der Höhe der Medikamentendosis und ihren persönlichen Körpereigenschaften ab. Auch eine längerfristige inhalative Gabe in hoher Dosierung (mehr als 1 000 µg) ist nicht frei von Nebenwirkungen an Haut, Knochen und Stoffwechsel. Trotzdem ist dieses oft verteufelte Medikament in bestimmten Krankheitssituationen ein Segen für Sie. Lassen Sie sich bezüglich Ihrer persönlichen Situation von Ihrem Arzt beraten.

## Wie wird Cortison eingenommen?

Die chemisch gewonnenen Abkömmlinge des Cortisons, die Corticosteroide, werden, als Pulver aufbereitet oder in Treibgasen gelöst, vorzugsweise inhaliert. Der Vorteil der Inhalation ist die große Wirksamkeit am »Ort des Geschehens« sowie die geringen systemischen Nebenwirkungen aufgrund minimaler Aufnahme in das Blut.

Trotz richtiger Anwendung (Mund spülen und Zähne putzen nach der Inhalation) kann es zu Nebenwirkungen kommen. Dazu zählt ein Pilzbefall der Mundhöhle (Soor). Er äußert sich durch Geschmacksverlust und einen weißlichen Belag. Manchmal entwickelt sich auch eine heißere Stimme. Dies lässt sich jedoch leicht beherrschen (siehe. S. 74 f.). Bei sehr starker Verschleimung der Atemwege kann die Ablagerung des Medikamentes auf die Schleimhaut verringert werden.

Bei unzureichender Wirkung hoher inhalativer Dosen oder bei akuter Verschlechterung muss Cortison in Form von Tabletten oder Spritzen in die Venen gegeben werden. Man spricht von einer systemischen Therapie, da das Blut das Medikament nicht nur zum Zielorgan Lunge transportiert, sondern über den gesamten Körper verteilt und damit bei einer Langzeittherapie Nebenwirkungen Tür und Tor öffnet (siehe S. 70 f.).

## Der Einsatz von Cortisontabletten

Cortisontabletten enthalten unterschiedliche chemische Substanzen, die in ihrer Wirkstärke nicht mit den angegebenen »mg« verglichen werden dürfen. Zur Vergleichbarkeit der verschiedenen Präparate wird mit Bezug auf das Medikament Prednison® von Prednisonäquivalent gesprochen; d.h. welche Dosis eines Präparates in mg ist mit der Wirkung von z.B. 10 mg Prednison vergleichbar. Wenn Sie wissen, dass die Medikamente teilweise 7fach stärker sind, werden Sie ab jetzt diesen wichtigen Punkt

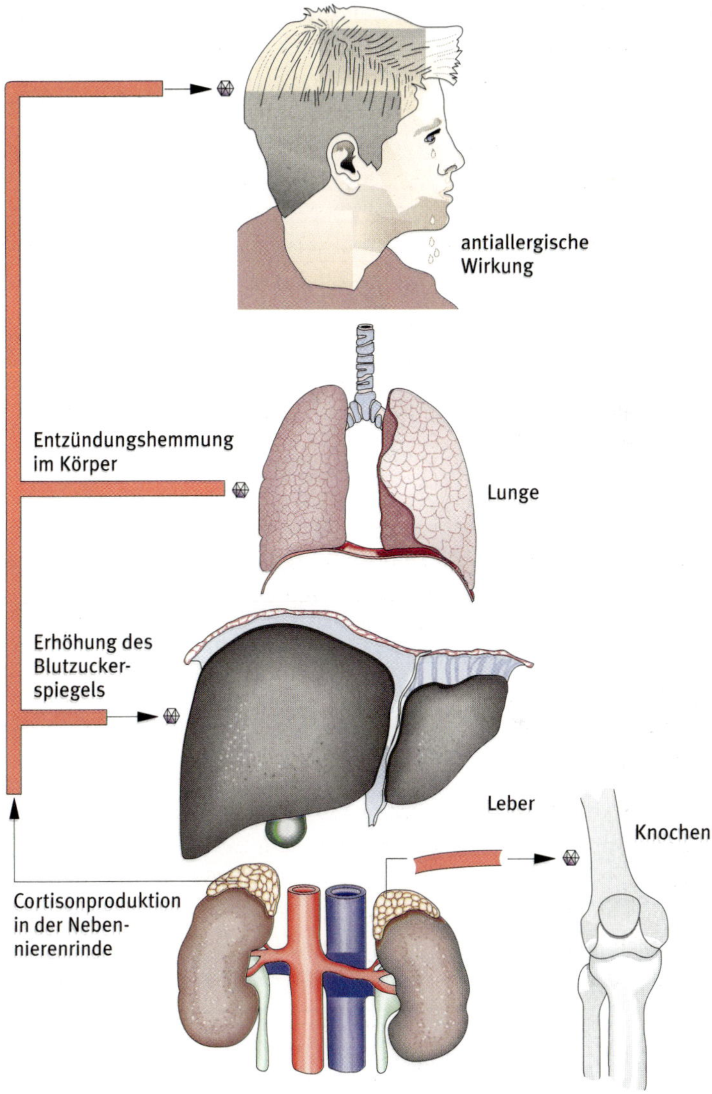


Abb. 22: Wege und Wirkorte des Cortisons im Körper.

beachten. Denn nicht nur die Wirkung, sondern auch die Nebenwirkungen vervielfachen sich.

**Tab. 4: Dosenvergleichbarkeit (Dosenäquivalenz) verschiedener Corticoide, beispielhaft für 10 mg gezeigt**

| Prednison Predni-solon | Methyl-predni-solon | Predny-liden | Clopred-nol | Fluo-cortolon | Triam-cinolon | Para-methason | Dexa-methason | Beta-methason |
|---|---|---|---|---|---|---|---|---|
| 10 | 8 | 12 | 10 | 10 | 8 | 4 | 1,5 | 1,5 |

Cortisontabletten sollten nur verwendet werden:

- bei akuter Verschlechterung als Stoßtherapie,
- bei unbeherrschbarem Soorbefall in der Mundhöhle und wirklich zwingend notwendiger Cortison-Langzeittherapie.

Die systemische Langzeittherapie, d. h. tägliche Einnahme von Cortisontabletten, ist wegen der Nebenwirkungen gefürchtet. Die Schwächung der Muskulatur der Atempumpe und die Osteoporose mit Veränderungen des Brustkorbes können sogar die Lebenserwartung verkürzen.

Bei bestehender oraler Cortison-Langzeittherapie sind Auslassversuche unerlässlich, um nicht die Knochen und Ihre Atempumpe unnötig zu schädigen. Vorsicht: Verschlechterungen nach dem Absetzen der Cortisontabletten beruhen nicht selten auf einer Schwäche der Nebennieren, die sich nach der langfristigen Unterdrückung durch das Cortison noch nicht erholt haben. Deshalb müssen bei einer Langzeit-Therapie die Tabletten unterhalb einer Dosis von 15 mg Prednisonäquivalent (siehe oben) ausgeschlichen werden. Das bedeutet, dass die Dosis alle 3–4 Wochen um 2,5 mg verringert wird.

## Einsatz bei akuter Verschlechterung

Bei einer akuten Verschlechterung ist der Nutzen einer Cortison-Stoßtherapie über höchstens 2 Wochen belegt; auch sind über diesen Zeitraum keine entscheidenden Nebenwirkungen zu befürchten. Die Verschlechterung wird schneller beherrscht und die Zahl der notwendigen Krankenhaustage geringer.

Die systemische Cortisontherapie wird bei einer akuten Verschlechterung maximal 10 Tage lang durchgeführt. Die Cortisondosis wird zunächst relativ hoch gewählt und dann eventuell stufenweise, z. B. im 3-Tage-Rhythmus, reduziert.

Die Anwendung könnte am Beispiel des Prednison wie folgt aussehen:

Mit Beginn der Verschlechterung, z. B. gegen 17.00 Uhr, 40 mg

| | | |
|---|---|---|
| Tag 1–2 | morgens ca. 6.00 Uhr 30 mg | nachmittags ca. 15.00 Uhr 10 mg |
| Tag 3–4 | 20 mg | 10 mg |
| Tag 5–7 | 15 mg | 5 mg |
| Tag 8–10 | 15 mg | |

Im Notfall werden viel höhere Dosen gewählt. Ihr Arzt sollte aber immer bestrebt sein, Cortison so wenig und so kurz wie möglich zu geben.

**Beachten Sie**

Cortison wirkt niemals sofort. Die Wirkung beginnt bei den genannten Dosierungen nach etwa 30 Minuten und erreicht ein Maximum nach 6–12 Stunden.

Das so genannte monatelange Ausschleichen der Cortison-Tabletten aufgrund der Unterdrückung der eigenen Nebennierenfunktion ist erst nach einer Therapiezeit von mehr als 4 Wochen notwendig.

Wenn Sie zusätzlich Acetylsalicylsäure (z. B. ASS oder Aspirin®) oder schmerzlindernde Rheumamittel einnehmen, sollten Sie bei einer Einnahme von länger als 3–5 Tagen ein Magensäure hemmendes Medikament begleitend schlucken. Damit verhindern Sie die Entstehung von Magen- und Zwölffingerdarm-Geschwüren.

## Nebenwirkungen bei systemischer Cortison-Therapie

- Muskelschwäche (Myopathie). Bedauerlicherweise sind auch die bereits überanstrengten Atemmuskeln betroffen. Das bedeutet, die Atemerschöpfung wird verstärkt.
- Knochenentkalkung (Osteoporose). Die Folge ist – insbesondere bei älteren Frauen, aber auch Männern – eine vermehrte Brüchigkeit der Knochen, entweder spontan oder nach minimalen Verletzungen. Wenn die Wirbelkörper der Brust betroffen sind, schrumpft der Brustkorb zusammen und die Atempumpe wird zusätzlich behindert.
- Hemmung der Nebennierenfunktion und somit Abnahme der Produktion lebenswichtiger eigener Hormone. Die Folgen sind: Schwäche, Antriebsarmut, Übelkeit, Gewichtsverlust, erniedrigter Blutdruck, be-

schleunigter Puls, gelegentlich erniedrigter Blutzucker – verbunden mit Unruhe, Schweißausbrüchen, Heißhunger – und Natriummangel. Diese z. T. bedrohlichen Erscheinungen treten nach mehr als 4-wöchiger Cortisontabletten-Behandlung und zu schneller Dosisreduktion auf. Gelegentlich werden diese Symptome, insbesondere die Schwäche, als eine Verschlechterung der COPD fehlgedeutet.

- Zuckerkrankheit (Diabetes). Ein bisher nicht nachweisbarer Diabetes kann zum Ausbruch kommen und ein bestehender Diabetes wird sich in der Regel verschlechtern.
- Pergamenthaut: eine sehr dünne Haut mit extremer Verletzbarkeit und schwer heilenden Hautabschürfungen. Zusätzlich kommt es zu großflächigen Einblutungen in die Haut, die noch durch eine ASS-Medikation verstärkt werden.
- Vollmondgesicht. Auffällig ist eine ungewöhnliche Hautfettverteilung mit Entwicklung eines vollen, runden Gesichts, eines so genannten Stiernackens und einer Zunahme von Bauchfett. Man spricht von einem Cushing-Syndrom, genannt nach dem Erstbeschreiber dieser Veränderungen.
- Linsentrübung (Katarakt). Die Folge ist eine zunehmende Sehverschlechterung durch einen grauen Star.

Die folgende Zusammenstellung zeigt mögliche Nebenwirkungen bei einer Cortison-Behandlung mit Tabletten oder Spritzen, je nach Dauer der Anwendung und Ihrer individuellen Disposition.

### Mögliche Nebenwirkungen bei Cortison-Langzeitbehandlung mit Tabletten oder Spritzen

- Appetitsteigerung, Gewichtszunahme
- kosmetische Entstellungen – Mondgesicht, Büffelnacken (Cushing-Syndrom)
- Knochenentkalkung (Osteoporose)
- Verschlechterung des Zuckerstoffwechsels
- Unterdrückung der Hormone der Hirnanhangsdrüse (Hypophyse) und damit auch der Nebenniere
- Flüssigkeitseinlagerungen (Ödeme)
- Bluthochdruck
- Pergamenthaut (Hautatrophie), Hautblutungen
- Magengeschwüre, insbesondere bei gleichzeitiger Einnahme vieler Rheumamittel

- Augenlinsentrübung (grauer Star oder Katarakt)
- Muskelschwäche (Myopathie). Sie ist sehr schwer festzustellen. Wer nicht mehr von einem Stuhl ohne Hilfe der Hände aufstehen kann, hat bereits eine starke Myopathie
- Pilzbefall der Schleimhäute an Mund und Genitalien
- Thrombosen (Blutgerinnsel, insbesondere in den Beinvenen)
- selten Achillessehnenriss, verminderte Immunabwehr

Von ganz besonderer Bedeutung, nicht nur bei Frauen, sind bei einer Cortison-Therapie die vorbeugenden Maßnahmen, um eine Knochenentkalkung (Osteoporose) zu verhindern oder wenigstens zu mildern.

### Vorbeugende Maßnahmen gegen Osteoporose

- Körperliche Aktivität, d.h. regelmäßiges Training, ist das Entscheidende. Sorgen Sie täglich für ausreichend Bewegung.
- Korrektur des Untergewichts.
- Verzicht auf Alkohol.
- Die Haut braucht unbedingt Sonnenbestrahlung.
- Auch bei fehlendem Vitamin-Mangel 1000 µg Vitamin D.
- Calciumreiche Ernährung, zusätzlich 1000 mg Calcium in einer Brausetablette.
- Bei Frauen eventuell ergänzende Gabe weiblicher Hormone nach Beginn der Wechseljahre. Bitte fragen Sie Ihren Frauenarzt.
- Insbesondere bei schon bestehender Osteoporose Bisphosphonate.
- Hinterfragen Sie gemeinsam mit Ihrem Arzt, ob die Cortisontabletten wirklich notwendig sind.

## Langzeittherapie mit Cortison – wenn schon, dann nur inhalativ

Während der frühzeitige Einsatz eines inhalativen Cortisonpräparates bei der Behandlung von Asthma Pflicht ist, konnte der Stellenwert dieser Medikamente für die chronische Bronchitis/COPD erst in letzter Zeit durch groß angelegte internationale Studien geklärt werden. Ein Nutzen ergibt sich erst bei mittelschwerer und schwerer Erkrankung.

Fassen wir die bedeutsamen Ergebnisse zusammen:

## Wann ist der Einsatz von inhalativen Cortisonpräparaten sinnvoll?

- Die einfache chronische Bronchitis kann durch inhalatives Cortison nicht beeinflusst werden.
- Erst bei mittelschwerer oder schwerer COPD ist ein Therapieversuch über 3–6 Monate angezeigt. Bei fehlender Wirkung ist die Therapie abzubrechen. Nach dem Absetzen muss intensiv kontrolliert werden, ob eine Verschlechterung eintritt. Man spricht von einem kontrollierten Auslassversuch.
- Das inhalative Cortison zeigt bei Langzeiteinnahme nur eine ganz kleine Tendenz, die stetige Verschlechterung der Lungenfunktion zu bremsen, aber die Anzahl der jährlichen Verschlechterungen sinkt. Leider ist dies eine Kontrollgröße, die sich im Alltag der ärztlichen Kontrolle entzieht. Es sei denn, Sie helfen mit einem Tagebuch, in dem Sie Ihre Beschwerden notieren.
- Erfahrungsgemäß profitieren COPD-Patienten mit asthmatischen Eigenschaften (starke Überempfindlichkeit der Atemwege) sowie Patienten mit vermehrt so genannten eosinophilen Zellen (siehe S. 37) im Auswurf eher von einer Behandlung mit Cortison.
- Neuere Untersuchungen sprechen dafür, dass insbesondere in Kombination mit lang wirksamen Beta-2-Sympathomimetka (siehe S. 59) die konsequente höher dosierte Anwendung von Budesonid® oder Fluticason® eventuell die Lebenserwartung verbessert.
- Beim reinen Lungenemphysem hat Cortison wirklich nichts zu suchen, auch wenn man sich diese Tatsache nicht eingestehen will.

Auch die inhalierbaren Corticoide besitzen eine unterschiedliche Wirksamkeit und die verschiedenen Inhalationsgeräte eine unterschiedliche Medikamenten-Ablagerung auf den Atemwegen.

**Tab. 5: Inhalative Corticoide – Beispiele**

| Wirkstoff | Medikament |
|---|---|
| Beclometason | Sanasthmyl®-Diskus®<br>Junik®-Autohaler, Ventolair®-Autohaler |
| Budesonid | Pulmicort®-Turbohaler®, Budecort® 200-Novolizer®, Budesonid-ratiopharm®-Jethaler |
| Fluticason | Flutide®-Dosieraerosol, -Diskus®<br>Atemur®-Diskus® |
| Mometason | Asmanex®-Twisthaler® |

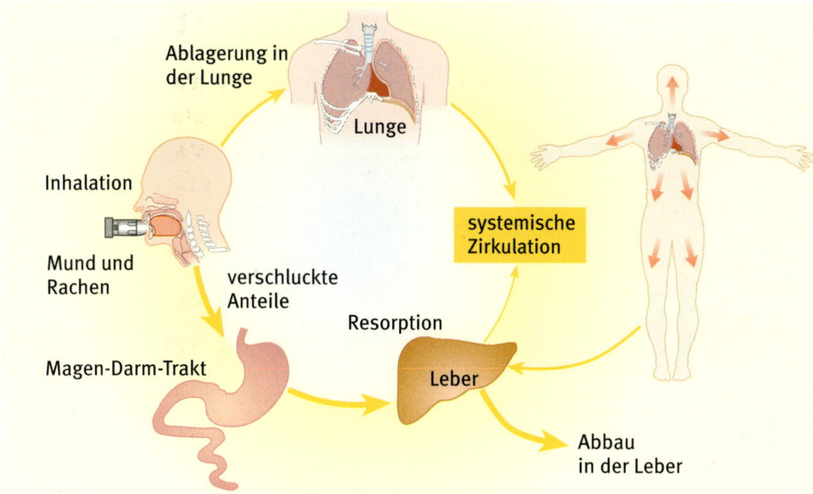


Abb. 23: Verteilung und Abbau der inhalierten Corticoide. Das inhalierte Medikament wird in den Atemwegen in der Lunge abgelagert und zum Teil in den Magen-Darm-Trakt verschluckt. Über beide Wege gelangt ein Teil des Medikaments in das Blut (systemische Zirkulation) und wird bei der Durchblutung der Leber abgebaut (Metabolisierung).

### Vergleichbare Dosen der verschiedenen inhalativen Glucocorticoide

(Modifiziert nach der Arzneimittelkommission der deutschen Ärzteschaft)

1000 µg Beclomethason in einem alten Dosieraerosol mit FCKW entsprechen ca.
400 µg Beclomethason in einem Treibgas-Dosieraerosol mit HFA*,
800 µg Budesonid in einem Treibgas-Dosieraerosol mit HFA,
400 µg Budesonid im Turbohaler®,
500 µg Fluticason,
200 µg Mometasonfuroat.

Anmerkung: Zurzeit hat lediglich Budesonid und Fluticason die offizielle Zulassung zur Behandlung der schweren chronischen Bronchitis.

* Ersatztreibgas für FCKW

## Nebenwirkungen inhalierbarer Corticoide – oft vermeidbar

Wird Cortison als Tablette oder Injektion verabreicht, verteilt es sich über die Blutgefäße im ganzen Körper. Bei der inhalativen Therapie wird

Cortison direkt auf der Bronchialschleimhaut, dem Zielort, abgelagert. Zwei entscheidende Vorteile reduzieren die gefürchteten Nebenwirkungen entscheidend und lassen die Angst vor dem Cortison in einem ganz anderen Licht erscheinen:

- Die Cortison-Dosis ist wesentlich niedriger.
- Auch wenn nur 10–50 % des Cortisons in die Atemwege gelangt, ist der in das Blut aufgenommene Anteil sehr niedrig, weil einerseits die Aufnahme über den Magen-Darm-Trakt bei einigen Cortison-Substanzen kleiner als 10 % ist und andererseits das im Blut transportierte Cortison bei der Leberdurchblutung in ein unwirksames Abbauprodukt umgewandelt wird.

Wird ein Corticoid inhaliert, wird der größte Teil im Mund-Rachen-Raum, in der Speiseröhre und im Magen abgelagert. Je nach Inhalationstechnik, Inhalationsgerät – Treibgas, Pulver – und vorbestehender Verengung der Atemwege gelangen nur 5–40 % an den erwünschten Ort, die Schleimhaut der Atemwege.

Da sich das Medikament auch im Rachen ablagert und das Cortison durch die Stimmritze in die Atemwege gelangt, verwundert es nicht, wenn beherrschbare, so genannte lokale Nebenwirkungen im Vordergrund stehen:

- Pilzinfektion (Soor) der Mundhöhle, einschließlich Rachen,
- Heiserkeit durch eine Schwäche der Stimmbandmuskeln.

Insbesondere der Soor – erster Hinweis ist Geschmacksverlust, kurz darauf zeigt sich auch der weißliche »Pilzrasen« auf der Zunge – kann vermieden werden durch:

- Mundhygiene, d. h. nach der Inhalation den Mund mit Wasser spülen und gurgeln,
- Mundspülungen mit einer Vitamin-C- (Ascorbinsäure) haltigen Lösung
- Inhalation vor dem Essen, da beim Kauen und Schlucken eine Grobreinigung erfolgt,
- Vermeidung von Überdosierungen.

Sollte trotz dieser Maßnahmen eine Soor-Infektion auftreten, kann durch mehrmals tägliche Mund-Rachen-Spülungen mit einem Pilzmittel (Antimykotikum) die Komplikation zügig beherrscht werden.

Schwieriger gestaltet sich die Hilfe bei der unangenehmen, aber medizinisch unbedeutsamen Heiserkeit durch die Schwäche der Stimmband-Muskeln. Hier hilft nur die Dosisreduktion oder eine Medikamentenpause, wenn Sie vertretbar ist. Auch sollte noch einmal der Nutzen des Medikaments hinterfragt werden.

## Die Kombinationspräparate: antientzündlich und atemwegserweiternd

Derzeit sind 2 Präparate zur Inhalation verfügbar, die ein lang wirksames Beta-2-Sympathomimetikum und ein Corticoid enthalten. Eine therapeutische Anwendung ist bei einer starken Lungenfunktionseinschränkung (FEV1 kleiner 50%) und bei häufigen Verschlechterungen durch Infekte gerechtfertigt. Beide Präparate werden als Pulver über einen Inhalator (Diskus® bzw. Turbohaler® angewendet.

- Symbicort® 320/9 ist eine Kombination des lang wirksamen Beta-2-Sympathomimetikums Formoterol (9 µg) mit zusätzlicher Sofortwirkung und des Corticoids Budesonid in einer Dosis von 320 µg (freigesetzte Dosis).
- Viani® enthält Salmeterol (50 µg), ebenfalls lang wirksam atemwegserweiternd, sowie das Corticoid Fluticason für die COPD in einer Dosierung von 500 µg.

Der Vorteil einer zuverlässigeren Einnahme liegt auf der Hand: Beide Medikamente sind in einem Inhalationsgerät »verpackt«. Symbicort® hat gegenüber Viani® zusätzlich den Vorteil der sofortigen Wirksamkeit des Formoterol, was bei einer akuten Verschlechterung nützlich sein kann. Ein Nachteil der Kombinationspräparate könnte sein, dass die Cortison-Therapie zu großzügig angewandt wird. Erinnern Sie sich bitte an die begrenzte Wirksamkeit des Cortisons bei der chronischen Bronchitis (siehe S. 72).

Ermutigend sind die aktuell vorgelegten Studienergebnisse dieser beiden Kombinationspräparate. Die Anzahl der schweren Verschlechterungen wird im Vergleich mit den Einzelsubstanzen über 20% gesenkt. Der Lungenfunktionswert FEV1 steigt um 15% im Vergleich zu einem Placebo und um knapp 10% im Vergleich zum inhalativen Corticoid alleine. Diese Verbesserungen kommen auch im Peak-Flow (siehe S. 104), den Beschwerden und der gebesserten Lebensqualität zum Ausdruck. Erste Ergebnisse sprechen auch von einer längeren Lebenserwartung.

## Die verschiedenen Inhalationssysteme

Der Vorteil der Inhalation wurde wiederholt herausgestellt. Nebenbei sei erwähnt, dass jede Inhalation mit Medikamenten für die Lunge nicht über die Nase eingeatmet wird. Die Nase ist der wichtigste Filter für die Atemwege und selbstverständlich kann die Nase nicht zwischen Schadstoffen und nützlichen Medikamenten unterscheiden.

Die zur Inhalation geeigneten Medikamente werden heute mit handlichen Dosieraerosolen (DA) verabreicht (lateinisch: Aero = Luft). Sie liegen in unterschiedlichsten technischen Ausführungen und in Pulver- oder Treibgasform vor. Die Inhalationsgeräte werden Applikatoren (lateinisch: applicare = anwenden) oder Inhalatoren (lateinisch: inhalare = einhauchen) genannt.

4 verschiedene Gerätetypen sind zu unterscheiden:

- Trockenpulver-Dosieraerosole (dry powder inhaler = DPI)
- Treibgas-Dosieraerosole (pressurized metered dose inhaler = pMDI)
- Düsen- und Ultraschallvernebler
- Respirationsgeräte mit druckgesteuerter Atemhilfe

Welches Gerät bei welchem Patienten zum Einsatz kommt, richtet sich überwiegend nach dem Alter des Patienten sowie dem Schweregrad der

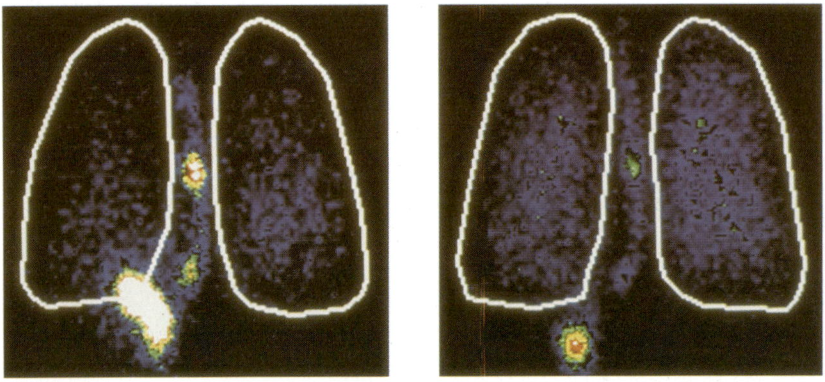

Abb. 24: Die unterschiedlich starke Ablagerung des Medikamentes in der Lunge (Deposition), aber auch im Rachen und der Speiseröhre bei verschiedenen Techniken erklärt die Bedeutung der richtigen persönlichen Auswahl von Medikament und Inhalationsgerät. Links schlechte und rechts gute Lungendeposition des radioaktiv markierten Medikaments.

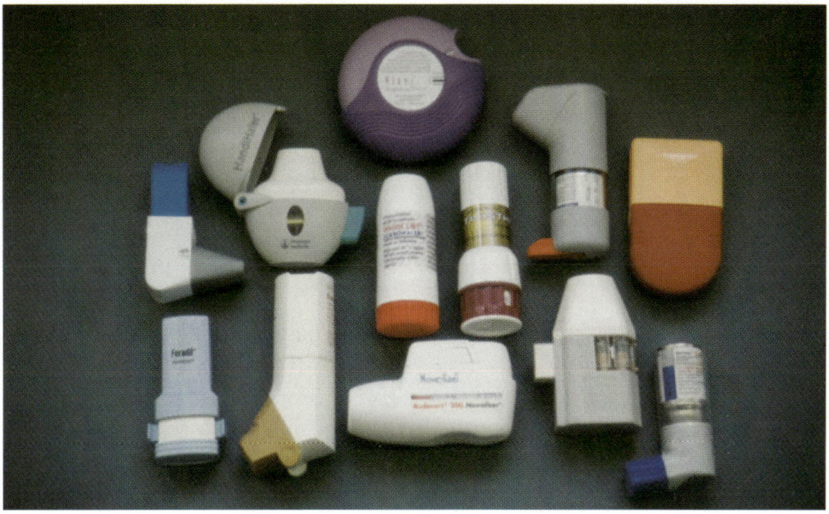

Abb. 25: Die verwirrende Vielfalt der gebräuchlichen Inhalatoren.

Erkrankung. Auch sollte berücksichtigt werden, mit welchem Gerät Sie am besten zurechtkommen. Beispielhaft seien erwähnt: Kann ich mit der Rheuma-Hand das Gerät bedienen oder ist die Sehkraft ausreichend, um eine Kapsel in das Gerät zu stecken?

Die druckgesteuerten Respirationsgeräte haben, wenn man die Möglichkeiten der Dosieraerosole voll ausschöpft, nur noch sehr selten eine Berechtigung.

### Handhabung eines Treibgas-Dosieraerosols (DA bzw. pMDI)

1. Kappe abnehmen
2. Dosieraerosol gut schütteln – entfällt bei HFA-Treibgas, weil das Medikament darin gelöst ist
3. Ventil senkrecht nach unten halten
4. Tief ein-, danach langsam und entspannt ausatmen
5. Mundstück mit den Lippen fest umschließen
6. Jetzt gleichzeitig das Dosieraerosol drücken und langsam tief einatmen. Beim Autohaler® entfällt das Drücken
7. Luft für ca. 10 Sekunden anhalten, anschließend langsam ausatmen
8. Wenn möglich: Kontrolle, dass die Inhalation funktioniert hat
9. Mundstück eventuell reinigen und Kappe wieder aufsetzen

Die Handhabung eines Trockenpulver-Inhalators (DPI) ist einfach. Die kleinen Unterschiede sind für jedes Gerät zu berücksichtigen. Wichtig ist ein tiefes und schnelles Einatmen des Medikamentes.

## Vorteile der atemzuggesteuerten Inhalation

Das durch die eigene Einatmung freigesetzte Medikament führt zu einer größeren Menge (siehe Tab. 6) und besseren Verteilung in den Atemwegen, wie z. B. beim Turbohaler®. Ein leichter gerätebedingter Widerstand führt bei der Einatmung reflexhaft zu einer Erweiterung der Stimmritze.

Ein Vorteil der Pulveranwendung ist, dass die gelegentliche Reizung durch kalte Treibgase fehlt. Zu beachten ist, dass das Pulver im Turbohaler® nicht feucht werden darf; es würde klumpig und nicht mehr inhalierbar. Atmen Sie also bitte nicht in den Turbohaler® aus und schließen Sie die Kappe nach dem Gebrauch.

1. Kappe abschrauben

2. Das Gerät aufrecht halten und das Dosierrad vollständig hin- und zurückdrehen.

3. Ohne Gerät tief ausatmen

4. Tief und kräftig durch den Turbohaler einatmen.

5. Kappe wieder aufschrauben

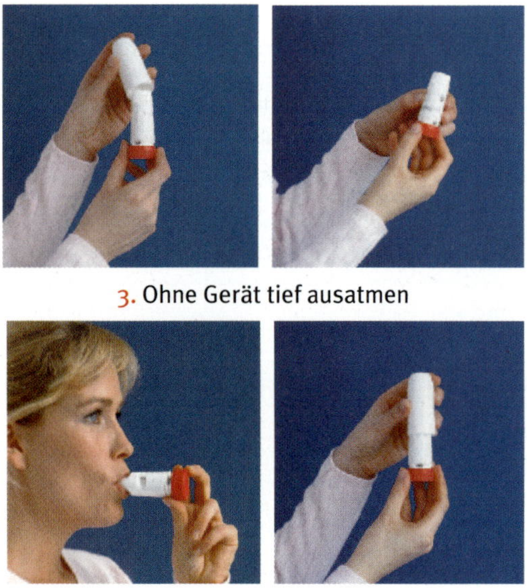

Abb. 26: Die Anwendung des Turbohalers.

**Tab. 6: Eingeatmete Medikamentenmenge (bronchiale Deposition) in Abhängigkeit vom Inhalationsgerät (modifiziert nach der Arzneimittelkommission der deutschen Ärzteschaft)**

| Inhalationsgerät | Eingeatmete Medikamentenmenge |
|---|---|
| Düsenverneblung | kleiner 15 % |
| Altes Treibgas-Dosieraerosol/mit Inhalationshilfe | ca. 5–15 %/25–35 % |
| Turbohaler® (Einatmungsfluss 58 l pro min./ 36 l pro min.) | ca. 30 %/15 % |
| Diskus® | ca. 15 % |
| Novolizer® (Einatmungsfluss 60 l pro min./ 45 l pro min.) | ca. 25 %/20 % |
| Treibgas-Dosieraerosol HFA-BDP | ca. 55 % |
| Treibgas-Dosieraerosol Autohaler® HFA-BDP | ca. 40 %, bei 10 Sek. Atempause 60 % |

## Nachteile und Tücken der Inhalationstechniken

Die Trockenpulverinhalation, eine von uns bevorzugte Technik, hat leider auch Nachteile. Um das Medikament ausreichend tief in die Lunge zu transportieren, muss an dem Gerät ein Widerstand überwunden werden, der einiger Kraft bei der Einatmung bedarf. Nicht wenige Schwerkranke und ältere Patienten haben aber eine so stark geschwächte Atemmuskulatur, dass der Einatmungsfluss (Inspirationsfluss) unter 30 l/min abfällt. Die Folge ist, dass das Medikament nicht freigesetzt wird und im Gerät verbleibt.

Bei der Inhalette der Fa. Boehringer und dem Gerät der Fa. Novartis kann der trainierte Patient bereits nach dem Gehör entscheiden, ob die Inhalation geklappt hat. Alternativ müssen der Inhalator und die Kapsel geöffnet werden, um zu sehen, ob das Pulver verschwunden ist. Auch der Novolizer® der Fa. Fujisawa hat eine akustische Inhalationskontrolle. Bei Schwerstkranken muss zur notwendigen Kontrolle, z. B. für den Turbohaler® (AstraZeneca) und den Discus® (GlaxoSmithKline), mit einem kleinen Gerät, das den Einatmungsfluss misst, die Wirksamkeit nachgewiesen werden. Sollte es Schwierigkeiten geben, muss auf die Autohaler®-Technik zurückgegriffen werden.

In der akuten Krankenhaussituation wird die Feuchtinhalation der atemwegserweiternden Medikamente Fenoterol®, Salbutamol® oder Terbutalin® in Kombination mit Atrovent® z. T. angewandt. Das Inhalationsgerät ist z. B. der Pari-Boy®. Ganz wichtig ist, dass die Inhalation über ein Mundstück erfolgt. Bei einer Mund-Nasen-Maske verfängt sich zu viel Medikament in der Nase und steht den Atemwegen nicht mehr zur Verfügung. Sollten Sie in der Zukunft eine Nasen-Mund-Maske, wo auch immer, angeboten bekommen, schauen Sie den Arzt eindringlich fragend an!

## Inhalierhilfen – noch notwendig oder überflüssig?

Die Inhalierhilfen werden im Zusammenhang mit den älteren Dosieraerosolen angewandt. Da sie nach dem Gebrauch Plastikmüll sind, sollte überlegt werden, ob nicht ein Inhalationssystem benutzt werden kann, das diese Hilfen nicht benötigt.

Da FCKW-Treibgas-Dosieraerosole ab 1.1.2003 für die Corticoide verboten sind, ist der Hauptanwendungsbereich entfallen. Sollte Ihr atemwegserweiterndes Medikament mit einem FCKW-haltigen Treibgas freigesetzt werden und Ihr Arzt Ihnen eine Inhalationshilfe empfehlen, müssen Sie leider wieder zwei wichtige Kleinigkeiten berücksichtigen:

- Bei der Reinigung entstehen elektrostatische Aufladungen, die das Medikament teilweise an der Kunststoffwand abfangen. Deshalb niemals direkt vorher reinigen!
- Sie müssen sofort nach der Betätigung des Dosieraerosols inhalieren, sonst wird wiederum die Kunststoffwand »behandelt« und nicht Ihre Atemwege.

Bei Verwendung der später entwickelten Pulverinhalatoren, z. B. Discus®, Novolizer® und Turbohaler®, aber auch der atemzuggesteuerten Treibgasinhalatoren, z. B. Autohaler®, ist eine zusätzliche Inhalierhilfe nicht notwendig, weil die Medikamente durch den Einatemzug zeitlich optimal und zielgerichtet in die Lunge gesaugt werden. Für das Cortisonpräparat Pulmicort im Turbohaler® konnte sogar nachgewiesen werden, dass im Vergleich zum selben Medikament in einem FCKW-haltigen Dosieraerosol die Cortison-Dosis halbiert werden kann.

Auch bei Cortison in HFA-Lösungen ist die Ablagerung des Wirkstoffs in den Atemwegen so gut, dass eine Inhalierhilfe unsinnig ist und die Dosis pro Hub halbiert werden konnte (Ventolair®, Corticoid Beclomethason im Autohaler®).

### Voraussetzungen für eine erfolgreiche Inhalationstherapie mit Dosieraerosolen

1. Verlässlichkeit der regelmäßigen Anwendung (Compliance) durch den Patienten
2. Richtige Handhabung des Dosieraerosols
3. Wirkstoffstärke des Medikaments und angepasste Dosierung an den Schweregrad der Erkrankung
4. Teilchengröße des Medikaments bei der Inhalation
5. Bei atemzuggesteuerten Geräten die Kraft bei der Einatmung. Sie ist bestimmend für den Einatmungsfluss. Diese Kraft ist insbesondere bei älteren und schwerkranken Patienten sowie bei Muskelerkrankungen und Erschöpfungen teilweise kritisch erniedrigt.

## Der richtige Einsatz von Antibiotika

Kein Patient mit einer COPD wird auf diese Medikamentengruppe verzichten können. Die vor 35 Jahren geübte Langzeitbehandlung hat die Häufigkeit der bakteriellen Infekte – und nur für diese sind Antibiotika sinnvoll – nicht beeinflusst. Es scheint, dass die Bakterien in den Atemwegen bei der COPD sich ständig verändern, sie somit das gesunde Immunsystem überlisten und stets erneut angreifen können. Ein Befall der unteren Atemwege mit Haemophilus influenza erhöht ebenso wie der schwer ausrottbare Pseudomonas aeruginosa deutlich das Risiko einer schweren Verschlechterung.

### Wie erkennen Sie einen Infekt?

- Beginn häufig mit Kratzen im Rachen, leichter Abgeschlagenheit, gering erhöhten Temperaturen durch den viralen Infekt
- Luftnot kann sich verstärken
- Husten und Auswurf, noch glasig/grau, nehmen zu
- Wird der Auswurf durch Bakterien grün-gelblich, stellt sich die Frage der Antibiotika-Behandlung.
- Aber auch der bakterielle Beginn ist nicht untypisch. Es fehlen die Symptome des grippalen Infekts. Der Auswurf verfärbt sich grün-gelblich und nimmt ebenso wie die Luftnot zu.

**Beachten Sie**

Haben Sie heftige Kopfschmerzen und fühlen Sie sich matt und abgeschlagen? Dann besteht Verdacht auf eine Grippe-Infektion. Wenden Sie sich an Ihren Hausarzt, der Ihnen eventuell eines der neuen Grippemittel (Neuraminidase-Hemmer) verordnen wird, das den Krankheitsverlauf etwas abkürzt. Sind die Kopfschmerzen in der Stirngegend, könnte eine Nasen-Nebenhöhlen-Infektion vorliegen.

Wonach richtet sich Ihr Arzt?

- Je schwerer Ihre Luftnot oder Lungenfunktionseinschränkung (FEV1 von 50–45 % gilt als Grenzwert), desto früher greift er zum Rezeptblock
- Höhe des Fiebers, Entzündungsveränderungen im Blut (erhöhte Anzahl weißer Blutkörperchen, Anstieg des CRP)
- Abhörbefund der Lunge
- Aussehen Ihres Auswurfs, vermehrt und grün-gelbliche Verfärbung
- Zum Ausschluss einer Lungenentzündung wird eventuell Ihre Lunge geröntgt

Wann ist ein Antibiotikum-Einsatz gerechtfertigt oder zwingend notwendig?

In den allermeisten Fällen kann das Antibiotikum ohne bakteriologische Untersuchungen verschrieben werden: Man spricht von einer empirischen oder kalkulierten Therapie. Ganz wichtig ist aber eine Besserung in den nächsten 72 Stunden. Fehlt diese, muss das Therapiekonzept überprüft werden, eventuell auch eine Krankenhaus-Einweisung erfolgen.

Spricht das Antibiotikum an, soll die Therapie noch 3 bis maximal 5 Tage nach Abklingen der Beschwerden fortgesetzt werden.

Gründe für eine bakteriologische Untersuchung sind:

- häufige bakterielle Bronchialinfektionen,
- fehlendes Ansprechen auf die Therapie,
- schwerste chronische Atemwegserkrankung eventuell in Kombination mit Erweiterung der Atemwege (Bronchiektasie).

Bei akuten Verschlechterungen lassen sich bei 80 % der Fälle Bakterien nachweisen. Die wichtigsten Bakterien sind: Pneumokokken, Haemophilus influenza, Streptokokken, Staphylococcus aureus, Moraxella catarrhalis sowie Mykoplasmen und Chlamydien.

Die angewandten Antibiotika-Gruppen sind: Aminopenicilline, eventuell in Kombination mit Beta-Lactamase-Hemmer, Cephalosporine, Makrolide, Chinolone, Tetracycline.

Bedeutsam ist, dass die Resistenzlage regional sehr unterschiedlich ist. Mit anderen Worten: Ein Medikament, das in Deutschland gut auf Pneumokokken anspricht, kann in Spanien zu einem hohen Prozentsatz unwirksam sein.

## Das große Schleimproblem – Medikamente

Im Gegensatz zum Asthma kann das Schleimproblem bei Ihnen mit Cortison nur unzureichend beherrscht werden. Die Versuche in der Vergangenheit z. B. mit Kaliumjodatum sind ebenso unbefriedigend gewesen wie die heute gebräuchlichen Medikamente. Ein Versuch mit regelmäßiger hypertoner Kochsalz-Inhalation (2–3 %) ist erlaubt und wird gelegentlich als angenehm empfunden.

Die beklagte Zähigkeit und Klebrigkeit (Viskosität) des Bronchialschleims wird durch die heute auch frei verkäuflichen Mittel N-Acetylcystein und Ambroxol in den üblichen Dosen meistens nur gering gemindert und die Lungenfunktion kann sich geringfügig verbessern. Da beide Medikamente sehr wenig Nebenwirkungen haben, ist bei ungenügender Wirkung eine Verdoppelung der sonst üblichen Tagesdosis sowie eine Kombination der beiden Mittel versuchsweise statthaft.

Gesichert ist aber, dass bei einer Langzeitbehandlung, insbesondere während der Herbst- und Wintermonate, die Anzahl der Krankenhaustage und die Anzahl der Atemwegsinfektionen durch die beiden Medikamente abnehmen.

Da die atemwegserweiternden Medikamente Beta-2-Sympathomimetika und Theophyllin auch die Flimmerhärchen, soweit sie noch vorhanden sind, anregen, erleichtern sie ebenfalls das Abhusten des Schleims.

Die häufig empfohlene reichliche Flüssigkeitsaufnahme ist für Sie nur nützlich, wenn Sie ausgetrocknet sind. 2,4 l Trinkflüssigkeit bringen hinsichtlich des Schleimproblems nicht mehr Erfolg als 1,8 l pro Tag. Bei einer zusätzlichen Herzschwäche, z. B. Wassereinlagerung in den Beinen, gefährden Sie sich sogar.

Zur Befreiung vom Schleim ist der Husten unerlässlich. Folglich verbieten sich alle Husten stillenden Medikamente wie z. B. Codein®oder Dicodid®. Trotz dieser Maßnahmen bleibt für Sie der Schleim ein Problem. Weitere Hilfen finden Sie auf S. 54 f. und S. 105 ff.

## Welche Impfungen machen Sinn?

Selbstverständlich sollte jeder Patient mit einer COPD oder einem klinisch bedeutsamen Lungenemphysem jährlich im Herbst (Oktober/November) eine Grippeschutzimpfung durchführen lassen. Bei einer Hühnereiweißallergie müssen Sie aber darauf verzichten. Leider sinkt mit höherem Alter die Ansprechrate, und die Zeit des Impfschutzes sinkt von 5 auf 3 Monate.

Mit einer Pneumokokken-Schutzimpfung (Pneumovax 23®, Prevenar®) alle 5 Jahre – bei Immungeschwächten nach 2–3 Jahren –, senken Sie zwar nicht die Häufigkeit der Verschlechterungen durch Infekte, aber die tödlichen Komplikationen durch Lungenentzündungen. Eine Schutzwirkung wird bei ca. 60 % der Geimpften angenommen.

## Immunstimulation

Die oben genannten Impfungen stoßen unser Immunsystem an und sind die am besten gesicherten Maßnahmen. Was gibt es sonst noch? Vitaminreiche, kalorisch richtige Ernährung (siehe S. 108 ff.), wenig Alkohol, Verzicht auf das Rauchen und körperliche Aktivitäten, soweit es möglich ist.

Bei häufigen Atemwegsinfektionen ist der Versuch einer Immunstimulation mit Zerfallsprodukten von Bakterien (Bronchovaxom®) gerechtfertigt. Vorsicht ist aber angezeigt, da allergische Reaktionen im Einzelfall vorkommen.

Leider müssen wir Sie jetzt bezüglich weiterer Ratschläge mit durchschlagendem Erfolg enttäuschen. Ältere Menschen leiden – insbesondere wenn sie viel schwitzen – an Magnesium-Mangel. Eine regelmäßige Ergänzung macht also Sinn. Gelegentlich ist wiederum bei älteren Menschen ein Zinkmangel vorhanden. Ob aber die Einnahme dieser Nahrungsbestandteile, ebenso wie Selen- oder Echinacea-Präparate, die Infektanfälligkeit bei Ihrer Erkrankung vermindert, ist nicht bewiesen. Trotzdem sollten Sie die Empfehlungen, unter anderem zur Ernährung (siehe S. 109 f.), beherzigen.

## Behandlungs-Möglichkeiten bei Lungenemphysem

Absolutes Rauchverbot steht an erster Stelle!

Natürliche (Vitamin C, Beta-Carotin) und pharmazeutisch hergestellte (N-Acetylcystein = ACC oder NAC) Antioxidanzien können wahrscheinlich den zerstörerischen Abbauprozess der schädigenden Oxidanzien (siehe S. 16) schwächen und damit die Emphysementwicklung abbremsen. Deswegen erscheint auch eine Einnahme von NAC über das ganze Jahr und nicht nur in den Wintermonaten vertretbar.

Einige wenige Menschen haben erblich bedingt einen erheblichen Mangel an einem Eiweißkörper (Alpha-1-Antitrypsin = Proteaseninhibitor), der die Lunge vor einer Selbstzerstörung schützt. Eine Infusionstherapie mit diesem Eiweißkörper, die leider sehr teuer ist, kann bei Patienten, die an einem erheblichen Mangel leiden und bereits an einem Lungenemphysem erkrankt sind, die schnelle Selbstzerstörung der Lunge bremsen.

## Morphin bei chronisch schwerer Luftnot und Angstzuständen

Auch viele Ärzte erschrecken bei diesem Gedanken. Es hat sich aber bei sehr schweren chronischen Luftnot- und Angstzuständen, insbesondere beim Lungenemphysem, als sinnvoll erwiesen, das Leiden mit niedrigen Dosen von Morphin zu lindern. Das Morphin, in einer Tablette mit verzögerter Freisetzung, muss einschleichend gegeben werden. Gleichzeitig kontrolliert Ihr Arzt Ihre Atempumpe mit der Messung der Blutgase und beachtet besonders den Anstieg des Kohlendioxyds im Blut ($PCO_2$). Diese Maßnahme ist eine kleine Hilfe, gelegentlich aber die entscheidende.

## Hinweise zur Herztherapie und Blutverdünnung

Sauerstoffmangel und hoher Blutdruck in den Lungenarterien sind neben der Herzkranzgefäßverkalkung die entscheidenden Faktoren für das Herzversagen. Die erste Therapiemaßnahme besteht darin, die Lungenfunktion so gut wie möglich zu verbessern. Die nächsten Schritte gelten einer ausreichenden Versorgung mit Sauerstoff (siehe S. 38 f.).

Die medikamentösen Prinzipien sind:

- Stärkung der geschwächten Pumpfunktion der Herzkammer. Leider sind fast alle Untersuchungen nur für die linke Herzkammer durchgeführt worden. Digitalis und ACE-Hemmer stehen zur Verfügung, wobei Digitalis bei erhöhtem Blutdruck in der Lungenarterie und Sauerstoffmangel Herzrhythmusstörungen begünstigt. Theophyllin, ein Phosphodiesterase-Hemmer, stärkt ebenfalls die Pumpfunktion der linken als auch der rechten Herzkammer und senkt gleichzeitig den erhöhten Blutdruck in der Lungenarterie. Ein anderer Phosphodiesterase-Hemmer, als Potenzmittel bekannt (Viagra®), könnte in naher Zukunft ein Mittel zur Behandlung des erhöhten Blutdrucks in der Lungenarterie auch bei der COPD werden.
- Ausschwemmen des Herzwassers durch harntreibende Mittel (Diuretika) einschließlich niedrig dosierter Aldosteron-Antagonisten ist unerlässlich.
- Die Blockade des aktivierten Adrenalin/Noradrenalin-Systems mit niedrigdosierten Beta-Blockern darf, wenn keine asthmatischen Komponenten vorliegen, ebenfalls unter strenger Kontrolle bei einem Versagen der linken Herzkammer versucht werden.
- Bei chronischem Sauerstoffmangel kann es zu einer krankhaften Vermehrung der roten Blutkörperchen kommen (Polyglobulie). Mit dem Hämatokrit misst Ihr Arzt diese überschießende Reaktion aus Ihrem Knochenmark. Bei einem Wert über 60 % sind die Nachteile – erschwerte Herzarbeit, Thromboseneigung in den Beinvenen und Lungengefäßen – größer als der Nutzen vieler roter Blutkörperchen. Als akute Hilfe kann ein Aderlass notwendig sein. Für die Langzeithilfe ist eine gute Versorgung mit Sauerstoff entscheidend.
- Gegebenenfalls müssen auch die Vorteile und Nachteile einer Behandlung mit z. B. Marcumar abgewogen werden. Dieses ist, wie volkstümlich oft gesagt wird, keine Blutverdünnung, sondern ein Absenken der Blutgerinnung. Dies bedeutet z. B. größere Blutergüsse bei einem Sturz.

# Das COPD-Schema

In einer weltweiten Initiative haben sich hoch spezialisierte Fachärzte zusammengeschlossen (Global Initiative for Chronic Obstructive Lung Disease = GOLD) und eine gemeinsame Leitlinie für die COPD erarbeitet.

Der Übersicht wegen werden alle Kranken in Abhängigkeit von ihrer Atemwegsverengung in 4 verschiedene Stadien eingeteilt.

**Die Einteilung der COPD nach Schweregraden**

| Stadium | Beschwerden | Lungenfunktion |
|---|---|---|
| 0 | regelmäßiger Husten und Auswurf | normal |
| I: leicht | morgendlicher Husten und Auswurf, leichte Einengung der Atemwege | Atemnot bei starker körperlicher Belastung, FEV1 größer 80 % des Solls |
| II: mittelschwer | täglicher Husten und Auswurf, Atemnot bei leichter bis mittelschwerer Belastung, spürbare Verschlechterung bei Infektionen der Atemwege | mittelgradige Einengung der Atemwege,<br>IIa FEV1 80 bis 50 % des Solls<br>IIb FEV1 50 bis 30 % des Solls |
| III: schwer | Atemnot bei kleinster Belastung oder Ruhe | schwere Einengung der Atemwege,<br>FEV1 kleiner 30 % des Solls,<br>Sauerstoffmangel = $PAO_2$ erniedrigt |

Modifiziert nach GOLD

## Welche Medikamente in welcher Stufe

Ein Therapie-Schema kann immer nur eine grobe Richtschnur sein. Ihr Arzt wird entsprechend Ihrer persönlichen Situation gegebenenfalls davon abweichen oder je nach Besserung oder Verschlechterung von einer Stufe in die andere springen.

### Therapie-Schema bei COPD

| Stadium | Gesicherte Therapiemaßnahmen |
|---|---|
| Alle Stadien | Risikofaktoren, insbesondere Zigarettenrauchen – aktiv und passiv – meiden, Grippeschutzimpfung |
| I: leicht | kurz wirksame bronchienerweiternde Medikamente bei Bedarf, entweder<br>• Beta-2-Sympathomimetika oder<br>• Anticholinergika,<br>z. B. bei Atemnot während eines Infektes oder vor einer körperlichen Belastung, die erfahrungsgemäß mit Atemnot verbunden ist |
| II: mittelschwer | IIa Regelmäßige Inhalation eines bronchienerweiternden Medikaments, nach Austestung entweder<br>• lang wirksames Beta-2-Sympathomimetikum oder<br>• Anticholinergikum<br>Inhalative Glucocorticoide nur, wenn ein Ansprechen auf die Lungenfunktion und die Beschwerden gesichert ist.<br>Rehabilitation |
| | IIb Regelmäßige Anwendung eines oder mehrerer bronchienerweiternden Medikamente nach Austestung<br>• lang wirksames Beta-2-Sympathomimetikum und/oder<br>• Anticholinergikum, hoch dosiert<br>• Theophyllin |
| | Inhalative Glucocorticoide<br>• nur wenn ein Ansprechen auf die Lungenfunktion und die Beschwerden gesichert ist oder<br>• wenn wiederholte Atemwegsinfektionen vorliegen<br>Rehabilitation/langfristiges und regelmäßiges körperliches Training |

| | |
|---|---|
| III: schwer | Regelmäßige Behandlung mit mehreren bronchienerweiternden Medikamenten<br>Inhalative Glucocorticoide (siehe IIb)<br>Behandlung der Komplikationen<br>Rehabilitation/langfristiges und regelmäßiges körperliches Training<br>Sauerstoff-Langzeittherapie/Heimbeatmung bei gegebenen Voraussetzungen<br>Chirurgische Behandlungsmöglichkeiten bedenken |

Modifiziert nach GOLD

# Weitere Therapie-Möglichkeiten

Der Tatsache, dass wir chronische Bronchitis, COPD und Lungenemphysem nicht mit Medikamenten heilen können, müssen wir uns beugen. Schöpfen wir deshalb zu Ihrem Vorteil alle möglichen Alternativen zielstrebig und konsequent aus.

## Rehabilitation

Kraft und Ausdauer gezielt zu verbessern ist eine der wichtigsten therapeutischen Hilfen, die Sie erhalten können. »Ich kann nicht«, »Ich habe keine Kraft« sind Ausreden, die nicht gelten dürfen. Keiner will Sie überfordern, aber auch nicht unterfordern. Nehmen Sie, was Ihnen zusteht und längerfristig hilft.

In einer spezialisierten Reha-Klinik werden Ihnen optimale Bedingungen geboten. Neben einem Training an Geräten und in Gruppen steht meist auch ein Schwimmbad zur Verfügung. Ergänzend kann die Physio- und

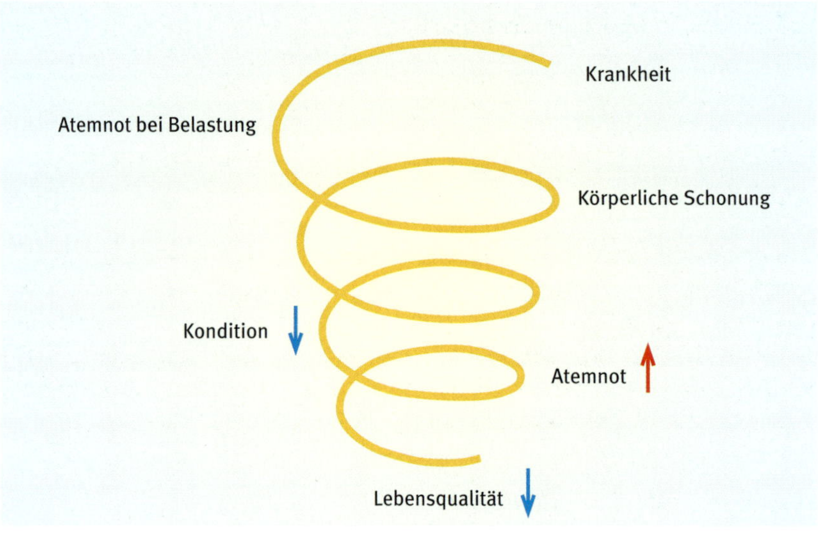


Abb. 27: Die Spirale verdeutlicht, dass ohne körperliches Training der Weg zur Verschlechterung unaufhaltsam ist.

Atemtherapie genutzt werden. Das Training ist intensiv und kompakt, so dass in 3–4 Wochen eine beachtliche Steigerung der Fitness erreicht werden kann. Außerhalb der eigenen vier Wände und fern der täglichen Pflichten kann man sich ganz auf das Programm der Reha-Klinik konzentrieren.

Die Kliniken liegen in reizvoller Landschaft, wodurch Entspannung und Erholung zusätzlich unterstützt werden.

Vereinzelt wird ein kompaktes Reha-Programm auch teilstationär angeboten. Sie können also zu Hause schlafen. Für Menschen, die Ihren Wohnort nur ungern verlassen oder häusliche Verpflichtungen haben, ist dies eine Alternative.

Bedenken Sie aber: Ein kompaktes und richtig durchgeführtes Reha-Programm ist anstrengend und muss zusätzlich zum gewohnten Alltag und seinen Anforderungen bewältigt werden.

**Beachten Sie**

Ein kurzfristiges intensives Training bringt zwar einen raschen Erfolg. Dieser ist aber genauso schnell wieder verloren, wenn Sie nicht weiter trainieren. Bleiben Sie deshalb am Ball! Eine gute Möglichkeit für Menschen mit leichter und mittelschwerer COPD ist das ambulante Training in Lungensportgruppen (siehe S. 115).

## Atemtherapie nach Anleitung durch Krankengymnast/in

Auf den folgenden Seiten zeigt Ihnen unsere »Papier-Krankengymnastin« spezielle Atemtechniken. Sie lernen Körperstellungen kennen, die Ihnen das Atmen erleichtern. Einige typische atemgymnastische Übungen verbessern die Atmung durch eine Stärkung der Atemmuskulatur. Bitte üben Sie diese Techniken, einige auch täglich. Lassen Sie von einer/em Atemtherapeutin/en kontrollieren, ob Sie es richtig machen.

### Ausatmen mit Lippenbremse

Mit dieser Technik können Sie bei der Ausatmung ihre Atemwege weit halten. Der Atemwiderstand wird gesenkt und die Ausatmung erleichtert. Diese Übung ist bei einem Lungenemphysem Pflicht und unerlässlich.

- Beim Ausatmen werden die Lippen locker aufeinander gelegt, sodass die Luft nur durch einen schmalen Spalt entweichen kann. Die Luft fängt sich in der Mundhöhle und entweicht nur langsam.
- Die Wangen sollten möglichst nicht aufgebläht werden; bitte nicht pressen! Durch den mithilfe der Lippen gebremsten Luftaustritt ist der Druck in den Atemwegen bei der Ausatmung leicht erhöht. Die Atemwege werden von innen »geschient« und der Kollaps wird erschwert.

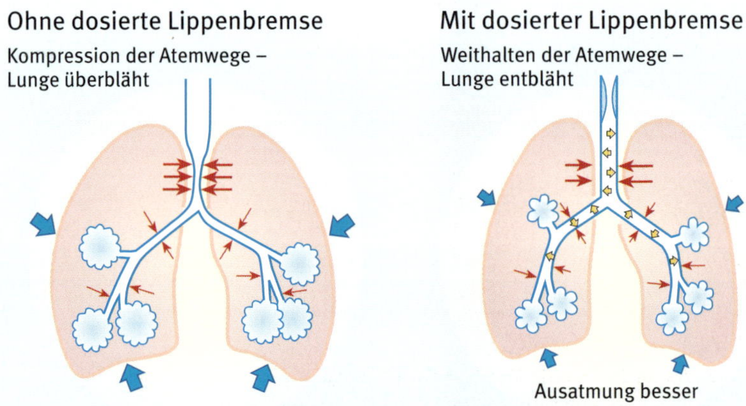


**Schematische Darstellung der Lippenbremse**

Mit dosierter Lippenbremse wird die Ausatmung erleichtert, weil Kollapsphänomene vermieden werden. Die Ausatemmuskelspannung und damit der Druck auf die Atemwege ist geringer.
Links ➡ starker Ausatemmuskeleinsatz, rechts ➡ schwächerer Ausatemmuskeleinsatz.

Abb. 28: Schematische Darstellung der Wirkungsweise der Lippenbremse.

## Körperstellungen, die das Atmen erleichtern

Alle Körperstellungen, bei denen das Gewicht der Arme und des Schultergürtels »abgegeben« werden kann, sind atemerleichternd. Die 10 Kilo Armgewicht müssen beim Einatmen nicht angehoben werden, was die Atemmuskulatur entlastet. Gleichzeitig ist der Bauch nicht eingeengt, sodass »gut in den Bauch« geatmet werden kann. Benutzen Sie bitte bei allen atemerleichternden Körperstellungen die Lippenbremse!

### Kutschersitz

- Setzen Sie sich auf den vorderen Teil der Sitzfläche eines Stuhls oder auf die Bettkante. Die Füße stehen fest auf dem Boden.
- Stützen Sie die Unterarme auf die etwas gespreizten Oberschenkel.

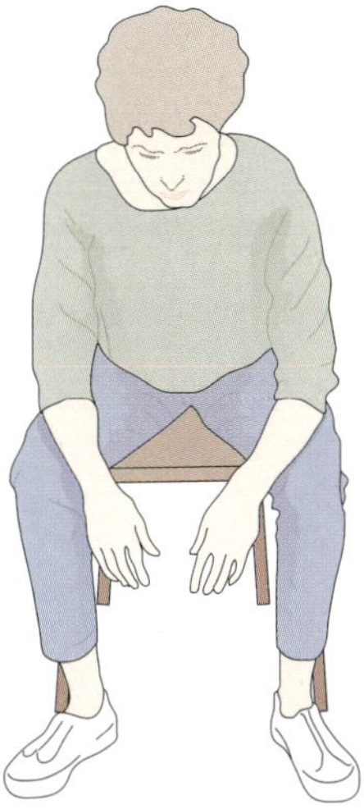

Übung 1

### Reitsitz

- Setzen Sie sich rittlings auf einen Stuhl.
- Halten Sie den Rücken so gerade wie möglich.
- Stützen Sie die Unterarme auf der Rückenlehne ab.

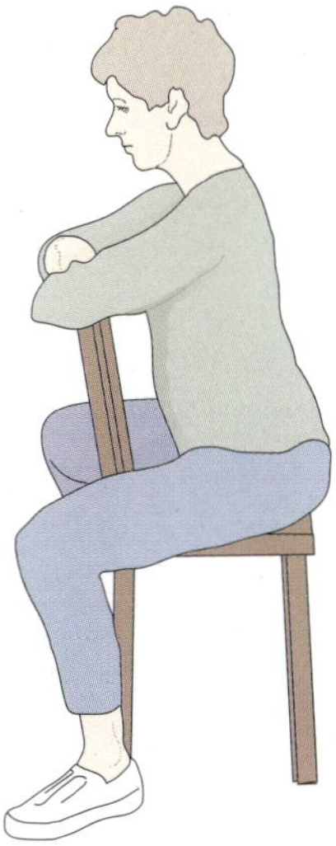

Übung 2

### Entspannter Sitz am Tisch

- Winkeln Sie die Arme an und betten Sie Ihren Kopf auf ein auf dem Tisch liegendes Kopfkissen.
- Halten Sie den Rücken gerade, das Körpergewicht wird von Armen und Schultern getragen.

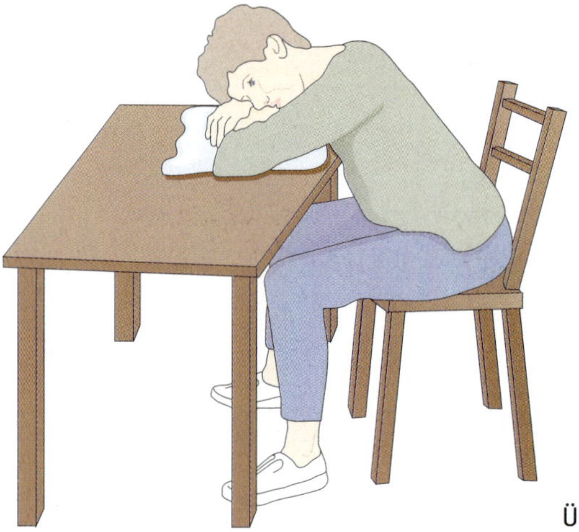

Übung 3

### Strecksitz

- Setzen Sie sich mit aufgerichtetem Oberkörper »gestreckt« auf einen Stuhl.
- Falten Sie die Hände im Nacken.

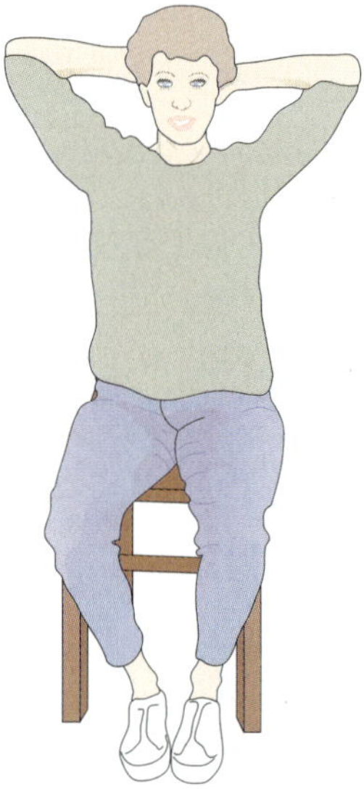

Übung 4

### Gebeugter Stand – Torwartstellung

- Legen Sie im Stehen Ihre Hände kurz über den Knien auf die Oberschenkel.
- Die Finger stützen Sie nach innen ab.
- Knie leicht beugen.

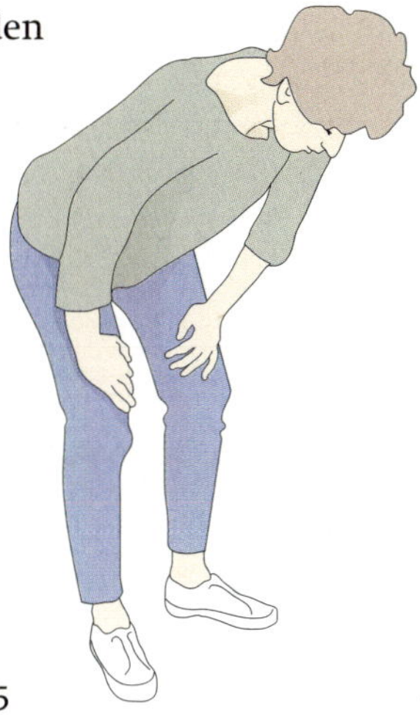

Übung 5

### Abstützen im Stehen

- Stützen Sie sich im Stehen mit leicht angewinkelten, erhobenen Armen z. B. an einer Wand ab
- Der zusätzliche Einsatz der Lippenbremse ist wohltuend.

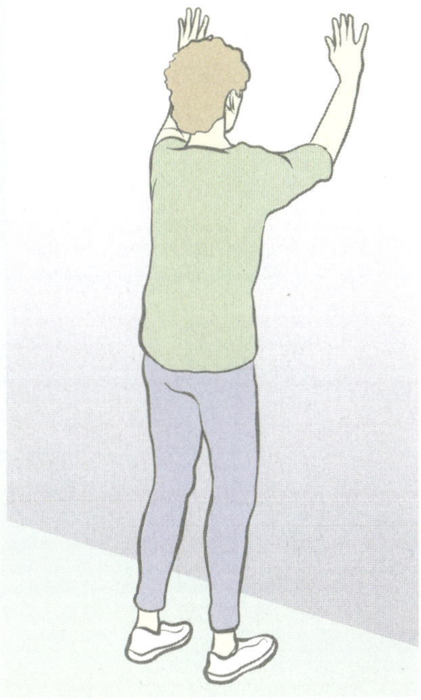

Übung 6

### Dehnlagen

Das Prinzip ist das Verdrehen des Oberkörpers gegen den Unterkörper. Die Dehnlagen werden langsam entwickelt und 8–10 Minuten gehalten. Während der Dehnung sollte die Atmung mehrmals vertieft werden. Zum Abschluss sollte die gedehnte mit der ungedehnten Seite verglichen werden.

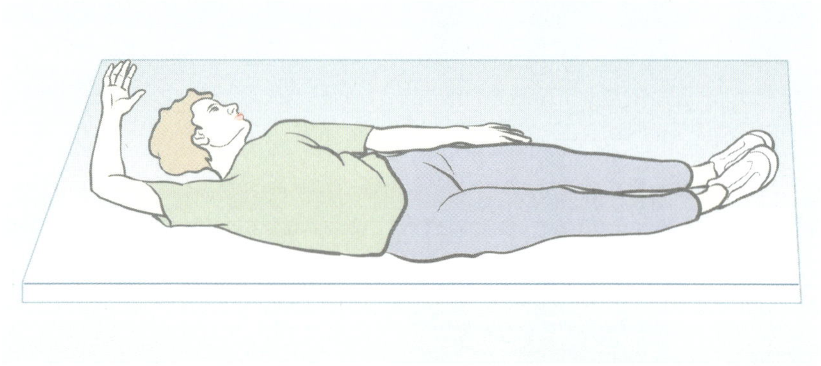

Übung 7, Mondlage

## Atemübungen beim Hustenanfall

- Atmen Sie bewusst langsam und tief, bis Sie den Schleim im Kehlkopf spüren.
- Husten Sie den Schleim mit nur 1–2 Hustenstößen ab.
- Husten Sie mit geschlossenen Lippen oder gegen Ihre Hand, die dem Mund aufliegen soll.
- Bei Reizhusten ist es hilfreich, etwas Speichel zu schlucken oder die Luft kurz anzuhalten, um dann oberflächlich weiter zu atmen. Bei starkem Reizhusten müssen Sie mit geschlossenen Lippen bzw. gegen Ihre vorgehaltene Hand husten.

## Atemgymnastik

Die folgenden Übungen helfen, den an der Bronchialwand haftenden Schleim zu lockern und abzuhusten.

### Drehen des Oberkörpers

- Stellen Sie sich mit leicht gegrätschten Beinen hin.
- Strecken Sie die Arme in Schulterhöhe locker zur Seite.
- Nun drehen Sie den Oberkörper abwechselnd nach rechts und links; den Kopf richten Sie dabei nach vorn.
- Atmen Sie ruhig und langsam, unterstützt mit der Lippenbremse (siehe S. 91 f.).

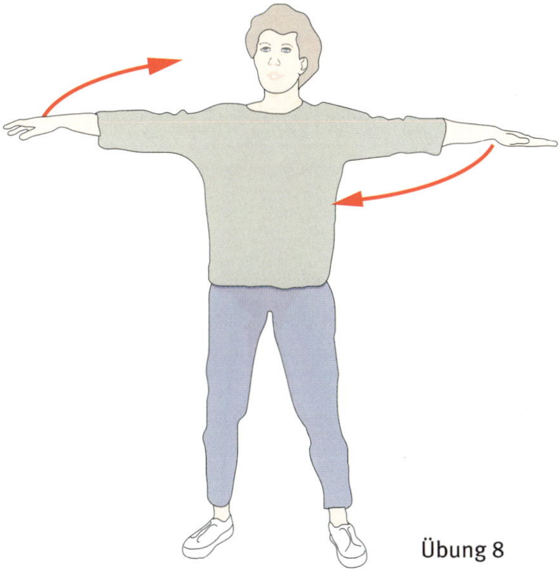

Übung 8

**Rückenübung**

- Frottieren Sie mit dem Handtuch Ihren Rücken.
- Arbeiten Sie zunächst schnell mehrmals beidseitig.
- Anschließend langsam mit bewusst langsamer Atmung.
- Führen Sie die Armbewegungen atemsynchron aus: beim Hochziehen der Arme einatmen, beim Herabziehen ausatmen.

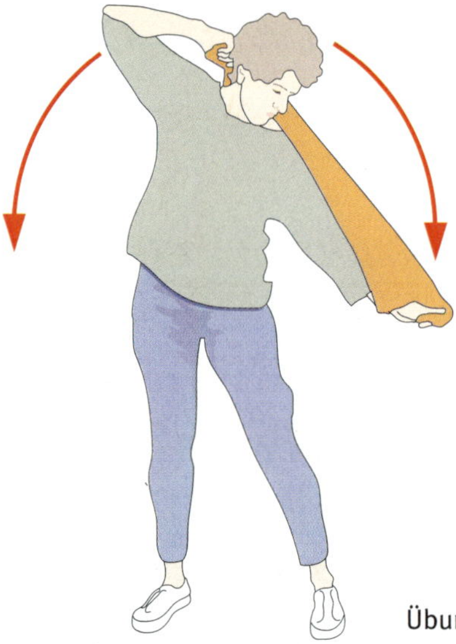

Übung 9

## Sauerstoff-Therapie

Immer wenn insbesondere Gehirn, Herz und Nieren nicht mit ausreichend Sauerstoff versorgt werden, ist das Einatmen von Sauerstoff sinnvoll und nützlich. Das Risiko eines Sauerstoffmangels wird mit der Blutgasanalyse abgeschätzt. Gemessen wird der Druck des Sauerstoffs im Blutplasma (flüssiges Blut, bei dem die Blutkörperchen entfernt sind), der Sauerstoffpartialdruck ($PaO_2$). Dieser ist abhängig

- vom Sauerstoffdruck in der Luft, die Sie einatmen, und
- von der Funktion bzw. Schädigung Ihrer Lunge.

Wiederum in Abhängigkeit von Ihrem Sauerstoffpartialdruck im Blutplasma werden die Transporter des Sauerstoffs, die roten Blutkörperchen, mit Sauerstoff beladen. Unterschreitet der Sauerstoffdruck 50 mm Hg, wird die Sauerstoffversorgung des Körpers kritisch.

**Beachten Sie**

Zur Zeit kommt auch in Deutschland die »Sauerstoff-Bar« in Mode. Leider kann man sich aber in gesunden Zeiten keinen Sauerstoff-Vorrat anhäufen, der in schlechten Zeiten abgerufen werden kann. Erinnern Sie sich bitte, wann Ihnen beim Tauchen die »Puste« ausgegangen ist, dann wissen Sie, wie lange man Sauerstoff im Körper horten kann.

Jetzt ist der Zeitpunkt gekommen, dass der Einatmungsluft Sauerstoff beigemischt werden muss.

Als lebensverlängernde Maßnahme bei der COPD ist eine Sauerstoff-Langzeittherapie (LOT = Long Oxygen Therapy) gesichert. Der Sauerstoff wird über einen Sauerstoff-Konzentrator aus der Luft gewonnen oder über flüssigen Sauerstoff in speziellen Druckflaschen zur Verfügung gestellt. Sauerstoffdruck-Flaschen machen nur bei Kurzzeit-Anwendungen Sinn.

## Voraussetzungen für eine Sauerstoff-Langzeittherapie

- Sie müssen das Rauchen aufgegeben haben.
- Alle medikamentösen Möglichkeiten haben keine ausreichende Besserung erbracht.
- Der Sauerstoff-Partialdruck($PaO_2$) muss kleiner als 55 mmHg bzw. die Sauerstoffsättigung kleiner als 88 % sein oder in der Nacht diesen Wert unterschreiten.
- Liegen Zeichen einer Herzschwäche, »Wasser« in den Beinen oder in der Lunge vor, besteht eine überschießende Produktion roter Blutkörperchen (Hämatokrit größer 55 %) oder besteht ein erhöhter Blutdruck in der Lungenarterie, wird bereits bei einem $PaO_2$ von 60 mmHg eine Sauerstoff-Langzeittherapie eingeleitet.
- Ist der Kohlendioxyd-Partialdruck im Blut zusätzlich erhöht, ist die Heimbeatmung eventuell in Kombination mit der Sauerstofftherapie zu überlegen.
- Ganz wichtig! Sie müssen bereit sein, diese Therapie über 16 bis 20 Stunden pro Tag durchzuführen. Nur dann kommen Sie in den Genuss der Lebensverlängerung.
- Bei der Dosierung des Sauerstoffs gilt nicht die Regel »viel hilft viel«, sondern ein Therapieerfolg ist bei einem $PaO_2$ ab 60 mmHg oder einer Sauerstoffsättigung ab 90 % und höher gegeben.

Die lebensverlängernde Sauerstoff-Therapie ist von Voraussetzungen abhängig. Sind diese erfüllt, übernimmt nach Rücksprache jede Krankenkasse die Kosten.

Für die Sauerstoffversorgung bei körperlichen Aktivitäten kann entweder eine kleine Flüssig-Sauerstoff-Flasche oder eine Sauerstoffdruck-Flasche mit einem speziellen Ventil, das nur bei der Einatmung die Sauerstoff-Zufuhr freigibt, eingesetzt werden. Meistens muss die individuell festgelegte Sauerstoff-Gabe bei körperlicher Belastung etwas höher eingestellt werden als in Ruhe, z. B. von 2 l pro Minute unter Ruhebedingungen auf 3 l pro Minute beim Gehen. Hinderlich ist das Gewicht dieser Geräte. Benutzen Sie deshalb einen Gehwagen, in dem das Sauerstoffgerät abgelegt werden kann. Befreien Sie sich auch von der Scheu, Ihre Behinderung öffentlich zu zeigen!

Die kurzfristige Sauerstoff-Gabe kann, wenn keine Indikation für eine Sauerstoff-Langzeit- Therapie besteht, lebensrettend sein, aber auch gefährliche Folgen haben.

- Einerseits kann durch das gebesserte Befinden die notwendige ärztliche Hilfe nicht angefordert werden und die lebensrettende Zeit verstreicht,
- andererseits entfällt durch Beseitigung des Sauerstoffmangels die Stimulation des Atemzentrums und die Atempumpe versagt. Die Folge ist

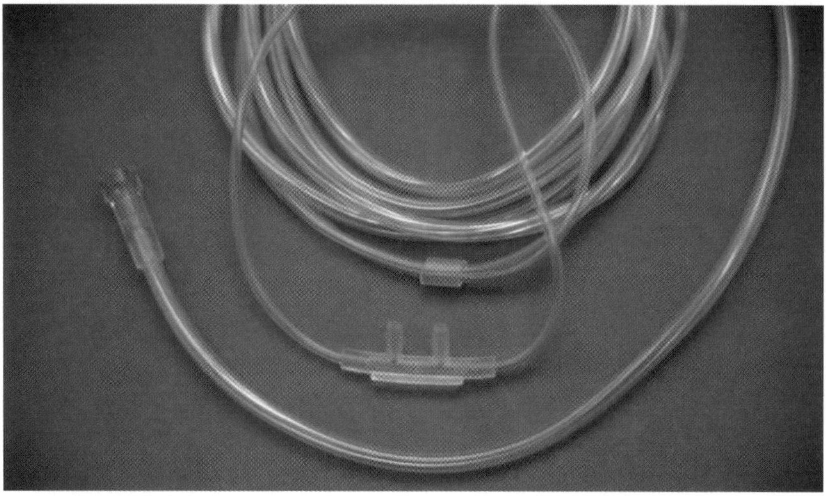

Abb. 29: Beispiel einer Sauerstoffbrille mit Verbindungskabel zum Gerät für eine Sauerstoff-Langzeittherapie (LOT).

eine Eintrübung des Gehirns bis zur Bewusstlosigkeit durch Anfluten des Kohlendioxyds. In der Klinik würde man zu Ihrer Sicherheit nach 20 Minuten und erneut nach 3 Stunden die Blutgase messen.

Welche Möglichkeiten bestehen, um die Sauerstoff-Therapie zu kontrollieren?

- Die Blutgase am Tag sowie die Sauerstoffversorgung in der Nacht müssen gemessen werden
- Wenn sich die roten Blutkörperchen durch den Sauerstoffmangel krankhaft erhöht hatten, ist die Normalisierung des Hämatokrits ein sehr guter Beweis der Wirksamkeit.
- Um den Schaden der nachlassenden Atempumpe frühzeitig zu erfassen, hat sich eine regelmäßige wöchentliche Schriftprobe bewährt. Eine zittrige, unklare Schrift sollte unbedingt Anlass für eine Blutgas-Untersuchung sein.

## Maschinelle Unterstützung der Atempumpe

Wenn die Atempumpe (siehe S. 24 und 29) versagt, wird es lebensbedrohlich. Das Versagen der Atempumpe ist am krankhaften Anstieg des Kohlendioxyds im Blut ($PaCO_2$) erkennbar und geht immer mit einem schweren Sauerstoffmangel einher. Sie schnappen nach Luft, ringen um etwas Sauerstoff, Angst befällt Sie. Ihr Herz wird zusätzlich geschwächt und in der Lunge sammelt sich zusätzlich Herzwasser (Lungenödem) an.

Jetzt kann Ihnen mit der maschinellen Unterstützung der Atmung (intermittierende Selbstbeatmung) eventuell ein »neues Leben« geschenkt werden. Bei schweren Deformationen des Brustkorbes, dem schweren Lungenemphysem, ist diese Methode etabliert. Bei der schweren COPD ist unserer Meinung nach auf jeden Fall ein Versuch angezeigt.

Mit einer Nasen- oder Nasen-Mund-Maske wird ihre Lunge über einen Schlauch mit einem kleinen Beatmungsgerät verbunden. Wenn Sie beginnen einzuatmen, wird mit Überdruck die Belüftung Ihrer Lunge unterstützt. Durch diese Hilfe wird

- Ihre Atemarbeit erleichtert, weil die gefangene Luft geringer wird und
- die Atemmuskulatur entlastet, sodass sie Zeit hat, sich zu erholen.

Diese Techniken werden in wenigen Tagen in Lungen-Spezialabteilungen mit Ihnen trainiert. Anschließend beatmen Sie sich zu Hause, z.B.

**Entscheidungskriterien für eine akute nicht-invasive Heimbeatmung**

- Mittlere bis schwere Luftnot, Atmung mit Unterstützung der Atemhilfsmuskulatur und paradoxer Bauchatmung
- Schwerer Sauerstoffmangel im Blut der Arterien, $PaO_2$ kleiner als 50 mmHg oder Sauerstoffsättigung kleiner als 85 % trotz Sauerstoff-Gabe
- Mittlere bis schwere Übersäuerung (pH 7,30–7,35) und Anstieg des Kohlendioxyds ($PCO_2$ mindestens 50 mmHg)
- Erhöhte Atemfrequenz: mehr als 25 Atemzüge pro Minute

**Entscheidungskriterien für einen Langzeittherapieversuch bei COPD**

- Tagesmüdigkeit, morgendliche Kopfschmerzen ohne Nasennebenhöhlen-Entzündung, Luftnot
- Anstieg des Kohlendioxyds ($PaCO_2$ größer als 55 mmHg oder $PaCO_2$ 50–55 mmHg mit nächtlichem Sauerstoffmangel)
- Wiederholte stationäre Aufnahmen wegen Versagens der Atempumpe

während der Nacht und 2 Stunden am Tag. Ihre Belastbarkeit nimmt zu, Sie selbst »erwachen«, Ihre Lebensfreude erreicht alte Qualitäten.

## Bullektomie, Lungenvolumen-Reduktion und Lungen-Transplantation

An dieser Stelle soll lediglich darauf verwiesen werden, dass in einigen schwierigen Situationen auch noch operative Maßnahmen Linderung bringen können.

Bei der Bullektomie werden riesige Emphysemblasen, die mehr als ein Drittel eines Lungenflügels einnehmen, entfernt. Die Luftnot wird besser, überraschenderweise auch die Lungenfunktion, weil die verbliebenen Lungenanteile nicht mehr zusammengedrückt werden und das Zwerchfell teilweise seine Kuppelform zurückerhält. Früher versuchte man, diese sehr großen Emphysemblasen durch Verkleben zu verkleinern. Durch die Haut und den Brustkorb wurde in die Emphysemblase ein Katheter vorgeschoben, über den einerseits die Luft abgesaugt und andererseits ein »Kleber« hineingegeben wurde. Bei neuesten Versuchen, dieses Problem zu beherrschen, wird ein kleines Ventil in den zu dem großblasigen Emphysem führenden Atemweg platziert (Deflationsverfahren). Jetzt kann die Luft nur entweichen und die Blase nicht weiter belüftet werden. Eine stetige Verkleinerung ist das erhoffte Ziel.

Für die Lungenvolumen-Reduktion durch operative Ausschaltung emphysematös zerstörter Lungenanteile gelten festgelegte Ein- und Ausschlusskriterien. Ein erfahrenes operatives Lungen-Zentrum muss um Rat gefragt werden.

Die Lungentransplantation steht ebenfalls in einigen wenigen Fällen bei nicht zu alten Patienten zur Diskussion, wenn 3 Kriterien erfüllt sind:

- FEV1 kleiner 25 %
- $PaCO_2$ größer 55 mmHg
- erhöhter Blutdruck in den Lungenarterien (Cor pulmonale)

Die Entscheidung muss wohl überlegt sein; die Zahl der Spenderorgane ist begrenzt. Erhebliche Früh- und Spätkomplikationen bestimmen das Leben nach der Transplantation, aber sie verbessert bei den Überlebenden im Mittel die Lungenfunktion und die Lebensqualität. 5 Jahre nach einer Lungentransplantation leben noch ca. 55 % der Operierten.

# Wie Sie sich selbst helfen können

Die Erkrankung ist Ihr Schicksal. Nehmen Sie diese Herausforderung offensiv an und helfen Sie sich.

## Peak-Flow-Messung – Sinn oder Unsinn?

Die Eigenkontrolle mit einer Peak-Flow-Messung erleichtert das Erkennen einer Verschlechterung, aber auch einer medikamentös erreichten Verbesserung wesentlich. Das Prinzip dieser Messung basiert auf der Erkenntnis: Je ausgeprägter die Verengung der Atemwege, desto niedriger die maximal erreichbare Ausatmungs-Strömungsgeschwindigkeit (peak-flow). Bei der Betreuung der Asthma-Patienten hat sich der »peak-flow« bewährt.

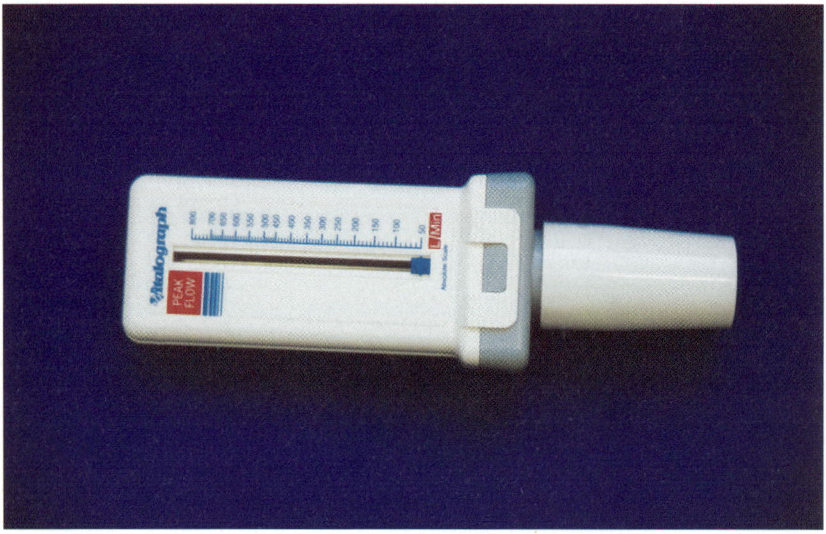


Abb. 30: Peak-Flow-Gerät. Nach maximaler Einatmung wird mit voller Kraft ausgeatmet. Weil nur am Anfang der Ausatmung gemessen wird, ist das letzte »Ausquetschen« am Ende der Atmung unsinnig und erspart Ihnen Mühe.

Sinn macht die tägliche Messung immer dann, wenn die Atemwegsweite bzw. -enge sich deutlich verändern kann. Dieses ist bei einem reinen Lungenemphysem niemals der Fall und bei der COPD nur bei einem Teil der Erkrankten. Ihr Arzt und Sie sollten also gemeinsam entscheiden, ob sich die kleine Mühe lohnt. Wenn ja, ist dies sehr hilfreich für Entscheidungen in der Behandlung.

## Tagebuch führen

Nicht sehr gebräuchlich, aber sinnvoll ist das Führen eines Tagebuches. Es sollte beinhalten:

- die eingenommenen und inhalierten Medikamente bzw. die Änderungen,
- die eigene Beurteilung Ihrer Luftnot mit Schulnoten von 1 (sehr gut) bis 6 (sehr schlecht), eventuell den Peak-Flow,
- die Anzahl der infektbedingten Verschlechterungen, weil die Häufigkeit pro Jahr eine wichtige Entscheidungshilfe für die inhalative Cortison-Langzeit-Therapie ist und
- das Körpergewicht.

## Unappetitlich aber sinnvoll – die Auswurfinspektion

Wer ekelt sich nicht vor seinem Auswurf? Trotzdem ist es wichtig, dass Sie diese Prozedur regelmäßig durchführen und sich fragen:

- Nimmt die Klebrigkeit und Zähigkeit zu? Wenn ja, schleimlösende Medikamente einsetzen oder Dosis erhöhen. Haben Sie z. B. die »Flutter« oder das »RC-Cornet« (siehe unten) vernachlässigt?
- Verfärbt sich der Auswurf grün-gelblich? Dann muss eventuell ein Antibiotikum eingenommen werden.

## Selbsthilfen zur Befreiung vom Schleim

Dass der Schleim eine zäh-klebrige Last ist, erfahren Sie täglich und wissen auch, dass die Hilfe durch Medikamente unzureichend ist. Kleine, mehrmals täglich angewandte Atemgeräte bieten Ihnen etwas Linderung.

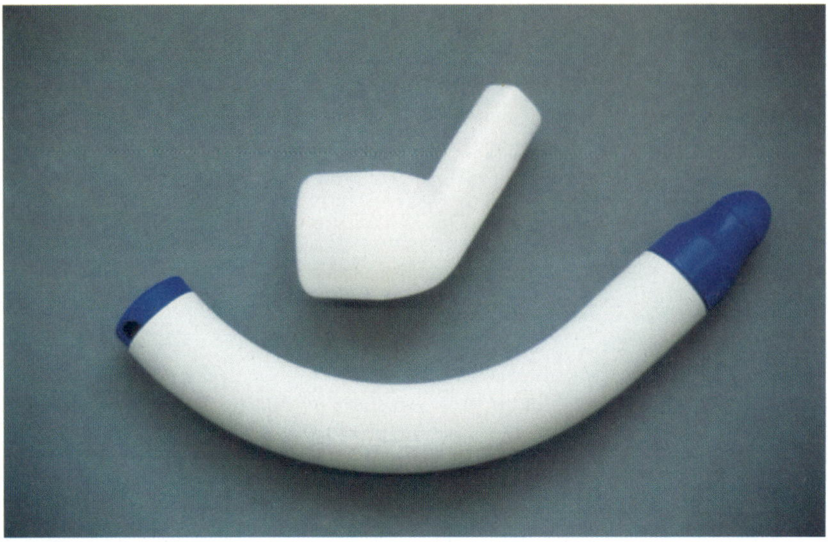

Abb. 31: Die Flutter VRP1®, oben, und das Cornet®: wichtige Hilfen bei der Befreiung von Schleim.

Mit einem Kugelventil werden bei der »Flutter« Druckschwankungen produziert. Bronchialwand und Schleim geraten in unterschiedliche Schwingungen. Dadurch wird der Schleim von den Atemwegswänden (Bronchialepithel) abgelöst, das Abhusten ist erleichtert. Das kleine praktische Gerät ist handlich, nur beim Zusammenbau dürfen keine Fehler unterlaufen.

Alternativ kann man auch das »RC-Cornet« anwenden. Es wirkt ebenfalls über Druckschwankungen und hat den Vorteil, dass es selbst im Liegen benutzt werden kann.

Die »PEP-Maske« erzeugt einen Überdruck am Ende der Ausatmung; die Atemwege werden erweitert. Überdruck und Erweiterung lösen den Schleim, der jetzt etwas leichter abgehustet werden kann.

Mit der Hilfe Ihres Partners können Sie auch zu Hause täglich eine Klopfmassage zur Lockerung des an den Atemwegen klebenden Schleims durchführen. Sie lagern sich entspannt in der Seitenlage. Mit dem kleinen handlichen Gerät Vibrax® werden Sie dann durchvibriert. Zwischenzeitlich wird abgehustet. Dann folgt ein weiterer »Schüttelgang« auf derselben oder der anderen Lungenseite.

Gelegentlich reichen alle bisher genannten Maßnahmen nicht aus, um sich vom Schleim zu befreien. Dann verbleibt lediglich die Möglichkeit, im Rahmen einer Lungenspiegelung den zähen Schleim mit wiederholten physiologischen Kochsalz-Spülungen herauszuwaschen (so genannte Lavage). Selten müssen sogar die Schleimpfröpfe mit einer kleinen Zange entfernt werden. Das Strahlen der Patienten nach der Befreiung von der Schleimlast ist immer ein schöner Lohn für die zeitaufwendige ärztliche Tätigkeit.

Auf die große Bedeutung des Rauchens wurde schon mehrmals hingewiesen (siehe S. 32 f.).

## Spielt der Alkohol eine Rolle?

Das größte Problem ist, dass unter Alkoholeinfluss die Selbstkontrolle schwindet und Sie wieder zur Zigarette greifen. Deswegen sollten Sie während der Zigaretten-Entwöhnung auf keinen Fall mehr als ein »Gläschen« trinken. Über Schäden durch Alkohol an der Lunge ist aber bisher nichts bekannt. Allerdings fördert Alkohol das Verschlucken von Mageninhalt beim Schlafen. Lungenentzündungen und chemische Reizungen der Atemwege durch die Magensäure mit chronischem Husten können die Folge sein.

## Richtige Ernährung

Menschen mit chronischen Erkrankungen müssen besonders auf ihre Ernährung achten. Mehr als 30 % der Patienten mit einer schweren COPD haben eine Eiweiß- und Kalorien-Mangelernährung sowie verschiedene Vitaminmängel. Die Auswirkungen auf die Atemmuskulatur und Immunabwehr sind schwerwiegend und führen zu einer vorzeitigen Sterblichkeit.

Sauerstoff und Nahrung sind die Voraussetzungen, dass der Körper Energie bereitstellen kann. Und die brauchen sie vor allem auch für die Atmung. Der Energieverbrauch der Atmung bei einer chronischen Lungenerkrankung kann bis zu 10-mal höher sein als bei Gesunden. Dies gilt vor allem auch für Patienten mit einem Lungenemphysem. Die Atemarbeit nimmt bereits in Ruhe bis zu 60 % des Gesamtenergieverbrauchs in Anspruch. Die Folge ist Untergewicht und Erschöpfung der Atemmuskulatur.

Männer mit einem erniedrigten Körpergewicht haben zusätzlich ein erhöhtes Risiko, an einer COPD zu erkranken. Umgekehrt kann auch ein Übergewicht die Atmung beeinträchtigen. Es erschwert die Atemarbeit und die Pumpfunktion des Herzens. Eine Fettansammlung im Bauch drückt vor allem im Liegen auf das Zwerchfell in Richtung Lunge und muss mit jedem Atemzug weggeschoben werden.

Wichtig ist, dass Sie sowohl ein Übergewicht als auch ein Untergewicht vermeiden. Kontrollieren Sie regelmäßig Ihr Körpergewicht, um rechtzeitig gegensteuern zu können.

Unsere Nahrung besteht aus Kohlenhydraten, Fetten und Eiweiß. Daneben enthalten die Nahrungsmittel unterschiedliche Anteile an lebenswichtigen Vitaminen, Mineralien und Spurenelementen. Bedeutsam ist, dass Raucher auch bei »gesunder, vitaminreicher« Ernährung einen Mangel an schützenden, so genannten antioxidativen Vitaminen A, C, E und Selen haben. Aus neuen Untersuchungen ist auch bekannt, dass so genannte Omega-3 mehrfach ungesättigte Fettsäuren (EPA und besonders DHA) vor der Entwicklung einer COPD schützen können. Diese Fettsäuren kommen vor allem in Fisch sowie Leinsamen- und Sojaöl vor.

Auf Ihrem Speiseplan sollten bevorzugt frisches Obst und Gemüse, Getreide und Milchprodukte sowie eiweißreiche Kost wie Eier, Geflügel und Fisch stehen. Die Empfehlung, mindestens einmal pro Woche Fisch zu essen hat auch nach neuesten Erkenntnissen nicht ihre Bedeutung für eine gesunde Ernährung verloren.

### Von besonderem Wert – Magnesium, Zink, Selen

Magnesium erfüllt vielfältige Aufgaben, etwa bei der Muskelarbeit und der Informationsübertragung von Nerven auf Muskeln. Ferner werden über 300 Steuerungssubstanzen (Enzyme) durch Magnesium aktiviert. Vermutet werden außerdem Hilfsfunktionen für den Knochenaufbau und die Infektabwehr. Ein Magnesiumüberschuss ist bei Gesunden nicht zu befürchten. Wichtig: Wer Sport treibt und stark schwitzt, hat einen erhöhten Bedarf an Magnesium. Der tägliche Bedarf an Magnesium beträgt 350 mg und wird durch eine ausgewogene Ernährung abgedeckt. Besonders viel Magnesium ist in Getreideprodukten, Nüssen und Hülsenfrüchten enthalten.

Selen ist ein Spurenelement, ein lebenswichtiger Stoff, der nur in sehr geringen Mengen benötigt wird. Es ist Bestandteil eines Enzyms, das unseren Körper vor zellschädigenden Sauerstoffprodukten (Radikalen) schützt. Durch die Verarbeitung von Lebensmitteln kann der Selengehalt reduziert werden. Andererseits ist bei Zufuhr von reinem Selen eine Vergiftung möglich. Besonders viel Selen ist zum Beispiel in Eigelb, Fisch (Hering, Forelle, Karpfen) sowie Gerste enthalten.

Untersuchungen lassen vermuten, dass die kurzzeitige Einnahme von Zink die Dauer von Erkältungskrankheiten verkürzt und die Beschwerden lindert. Insbesondere ältere Menschen leiden häufiger an einem Zinkmangel. Lebensmittel mit einem hohen Anteil an Zink sind: Fisch, bestimmte Käsesorten (Edamer, Tilsiter, Emmentaler), Getreide (Naturreis, Kleie, Weizenkeime).

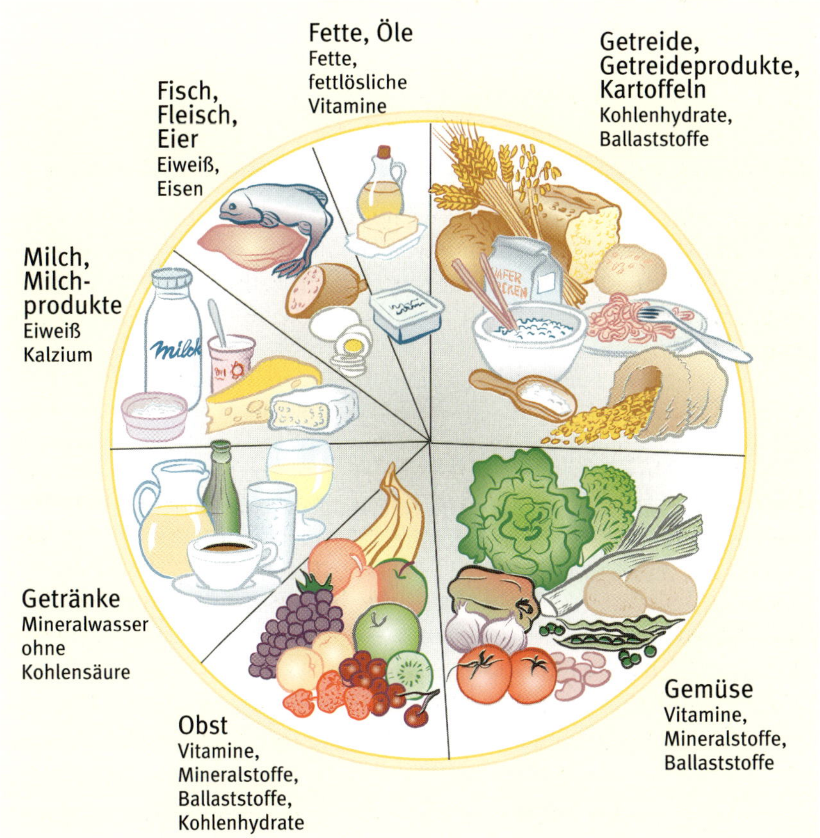


Abb. 32: So könnte die Verteilung Ihrer Speisen und Getränke aussehen.

**Beachten Sie**

- Meiden Sie Nahrungsmittel, die kaum wertvolle Nährstoffe enthalten wie Chips, Süßigkeiten und zuckerhaltige Limonaden. Diese Lebensmittel »verbrauchen« bei der Umwandlung in Energie mehr Sauerstoff und wirken sich negativ auf Ihre Atmung aus.
- Nahrungsmittel, die Blähungen verursachen, behindern Ihre Atmung ebenfalls. Saures oder unreifes Obst, Trockenobst, Kohl, Sauerkraut und Bohnen sollten deshalb gemieden werden.
- Genauso wichtig wie eine vernünftige Ernährung ist, dass Sie genügend trinken.

### Speiseplan für Übergewichtige

Sie sollten darauf achten, viel Gemüse und Obst zu essen und statt Fleisch mehr Vollkornprodukte zu sich nehmen. Wer abnehmen will, muss die »Fettaugen« zählen.

Also: Keine fette Wurst, den Fettrand vom Fleisch abschneiden, Streichfett reduzieren! Zum Kochen nur wenig Pflanzenöl mit einem hohen Anteil an ungesättigten Fettsäuren verwenden. Auch Käse enthält Fett; greifen Sie zu den mageren Sorten, z. B. Harzer-Käse. Achten Sie beim Einkauf auf die Angaben zum Fettgehalt. Viele Kalorien können Sie sparen, wenn Sie auf Süßigkeiten weitgehend verzichten und Chips meiden. Naschen Sie bei einem Heißhunger auf etwas Süßes lieber einen Teelöffel voll Honig als Schokolade. Honig enthält kein Fett, dafür aber wertvolle lebensnotwendige Vitamine und Mineralstoffe. Er wird vom Körper langsam abgebaut, sodass Sie nicht gleich das nächste Heißhungergefühl überfällt. Auch Alkohol enthält beachtlich viele Kalorien. Ein »Feierabend-Bier« (0,5 l) ersetzt ein kleines Abendbrot (ca. 250 kcal). Wenn es unbedingt ein alkoholisches Getränk am Abend sein soll, ist ein Glas Weinschorle zu empfehlen.

### Speiseplan für Untergewichtige

Sie sollten Nahrungsmittel bevorzugen, die einen hohen Kaloriengehalt haben. Dies sind vor allem Lebensmittel mit höherem Fettgehalt und niedrigem Kohlenhydratanteil. Achten Sie darauf, dass die verwendeten Fette einen möglichst niedrigen Gehalt an gesättigten Fettsäuren aufweisen. Optimal ist eine Kalorienzufuhr von 45 kcal pro Kilogramm Körpergewicht. Bei einem Körper-Sollgewicht von 75 kg bedeutet das täglich ca. 3300 kca.

### Praktische Hinweise für den Alltag

- Einkäufe lassen sich am besten mit einem Einkaufswagen nach Hause bringen, den man auf Rollen hinter sich her zieht. Hier können Sie notfalls auch Ihr tragbares Sauerstoffgerät verstauen.
- Kaufen Sie ein, wenn die Geschäfte leer sind. Dann können Sie in Ruhe alles aussuchen und Ihr Tempo selbst bestimmen.
- Außerdem vermeiden Sie eine direkte Ansteckungsgefahr, die bei größeren Menschenansammlungen immer lauert.
- Wer seine Einkäufe bereits im Laden sortiert, hat es zu Hause leichter. Die Tiefkühlkost muss als erstes in den Gefrierschrank; packen Sie sie also ganz nach oben. Der Rest hat Zeit und kann nach einer kleinen Verschnaufpause eingeräumt werden.
- Viele Geschäfte bringen die Waren auch ins Haus. Erkundigen Sie sich bei Ihrem Händler danach. Dies gilt vor allem für Getränke.
- Nutzen Sie gezielt die technischen Möglichkeiten in der Küche. Ihr »Lieblingsessen« kann auch in einer größeren Menge gekocht und dann in kleinen Portionen eingefroren werden. Wenn Sie dann die Mahlzeit in der Mikrowelle zubereiten, sparen Sie noch den Abwasch des Kochgeschirrs. Eine gute Lösung für Tage, an denen Ihre Kraft nur für das Nötigste reicht.

## Körperliches Training

Die Meinung, dass körperliches Training und Sport für Patienten mit chronischen Lungenerkrankungen unzumutbar ist, ist noch weit verbreitet. Dabei profitieren gerade Menschen mit einer COPD besonders vom Training. Dieses Training muss jedoch speziell auf Sie zugeschnitten sein. Ziel ist es, Kraft und Ausdauer der Atem- und Körpermuskulatur zu stärken.

Selbstverständlich soll und kann sich jeder mit einer unkomplizierten chronischen Bronchitis 2- bis 3-mal in der Woche sportlich fordern, wie der Gesunde es ebenfalls sollte. Schnelles Gehen, zügiges Radfahren oder Schwimmen sind beispielhaft zu nennen. Wichtig ist, dass Sie Ihren Sport mit Freude ausführen. Gezielter ist das körperliche Training bei Schwerkranken anzugehen.

Einige von Ihnen kennen das Problem. Ist die Luft knapp, fällt jede körperliche Belastung schwer. Durch Schonung versucht man, der Atemnot zu entgehen; mit fatalen Folgen. Werden Ihre Muskulatur und das Herz-Kreislauf-System nicht gefordert, kommt es zum Verlust von Kondition und Kraft und unweigerlich zu einer Zunahme von Luftnot bei Belastung. Sie bewegen sich damit auf einer Spirale, die Sie abwärts in immer größere Probleme zieht. Dieser Entwicklung müssen und können Sie Einhalt gebieten!

Bei der COPD wird deutlich mehr Kraft und Energie für die Atemarbeit als bei einem Gesunden benötigt. Eine gute Kondition und Muskelkraft ist für Sie deshalb noch wichtiger. Es ist erwiesen, dass ein Training von Kraft und Ausdauer deutlich mehr zu ihrem Wohlbefinden beiträgt als Medikamente.

Zum Glück gibt es inzwischen auch für Menschen mit Ihrer Erkrankung Möglichkeiten, Kraft und Kondition zu verbessern. Die Art des Trainings muss jedoch auf Ihre Krankheit abgestimmt sein. Auf jeden Fall sollten Sie vor Beginn einer sportlichen Aktivität Rücksprache mit einem informierten Arzt halten, da dieser den Schweregrad Ihrer Erkrankung kennt und das richtige Maß an körperlicher Belastung für Sie bestimmen kann. Optimal ist zu Beginn ein Leistungstest auf einem Laufband, Fahrradergometer oder mit dem 6-Minuten Gehtest. Laufband oder Fahrradergometer benutzen auch Profis, um eine sinnvolle und gesundheitlich verträgliche Trainingsintensität festzulegen.

Im Alltag haben Sie sicher auch schon bei sich selbst beobachtet: Sie haben es eilig, belasten sich stärker als gewohnt, und plötzlich geht gar nichts mehr. Nur noch ganz flache, hechelnde Atemzüge sind möglich, die zusätzlich äußerst anstrengend sind. Was ist passiert?

Sie haben unter der Belastung mehr eingeatmet als ausgeatmet und damit Ihre Lungenbläschen wie viele Luftballons aufgepumpt. Der Arzt spricht von einer »dynamischen Überblähung«. Dieser Zustand kann zum Glück wieder behoben werden.

Durch gezielten Einsatz der »Lippenbremse« (siehe S. 91 f.) kann die »überflüssige Luft« wieder ausgeatmet werden. Besser ist jedoch, Sie kommen gar nicht erst in diese Situation.

Also, die Belastung so dosieren, dass immer noch genügend Zeit zum Ausatmen bleibt. Und setzen Sie gleich zu Beginn der Belastung die Lippenbremse ein. So können Sie sich über einen längeren Zeitraum belasten ohne zu erschöpfen.

# Kontrollmöglichkeiten bei Herzschwäche (Herzinsuffizienz)

Jede schwere Lungenerkrankung mit Sauerstoffmangel führt entweder zur Pumpschwäche der linken oder rechten Herzkammer (siehe S. 40). Warnhinweise für das Versagen der linken Herzkammer sind:

- zunehmende Luftnot beim Hinlegen bzw. Besserung beim Aufsitzen
- hüsteln in Rückenlage
- zunehmende Luftnot bei körperlicher Belastung

Warnhinweise für das Versagen der rechten Herzkammer sind:

- Druck im Oberbauch durch »Herzwasser« in der Leber
- geschwollene Beine, beginnend in der Sprunggelenks-Region, anschließend ansteigend bis zum Rücken (Ödeme)
- Gewichtszunahme; ab 1,5 bis 2 kg handelt es sich bis zum Beweis des Gegenteils durch Ihren Arzt um »Wassereinlagerung«
- zunehmende Luftnot durch »Wassereinlagerung« im Rippenfell (Pleuraerguss)

# Leben mit COPD und Lungenemphysem

Die Erfahrung lehrt, dass auch chronische Erkrankungen Lebensqualität zulassen. Häufig werden sogar Lebensbereiche erschlossen und Interessen geweckt, die dem kurzen Leben auf dieser Erde eine neue Dimension schenken.

## Verhalten bei akuter Verschlechterung

Wenn Sie bereits eine schwere COPD haben, ist jede Verschlechterung eine persönliche Bedrohung. Sie und Ihr Arzt müssen handeln! Die zunehmende Verschlechterung zeigt sich wie folgt:

- Sie werden kurzatmig, d. h. die Einatmung wird kürzer und die Atemfrequenz steigt an. Ab 25 Atemzügen pro Minute wird es bedenklich.
- Die Herz-/Pulsfrequenz überschreitet 120 Schläge pro Minute und wird eventuell zusätzlich unregelmäßig.
- Falls Sie die Peak-Flow-Kontrolle durchführen, messen Sie einen Abfall.

### Was können Sie tun? Ihr Notfallplan!

- Zusätzlich 2–4 Inhalationen mit atemwegserweiternden Medikamenten. Es sollte aber eine schnell wirksame Form sein, z. B. Formoterol, oder die kurz und schnell wirksamen Substanzen Fenoterol, Salbutamol, Terbutalin.
- Theophyllin in einer Dosis von 200 mg in flüssiger Form trinken.
- Cortison-Tablette in einer Dosis von 50–100 mg Prednisonäquivalent.
- Sauerstoff 2–4 l/Min. über eine Nasensonde inhalieren. Sie müssen beim Atmen den Mund geschlossen halten! Wenn Sie dazu nicht in der Lage sind, die Sonde in den Mund legen.
- Atemerleichternde Stellung einnehmen, zusätzlich unbedingt die Lippenbremse benutzen.
- Eventuell Befreiung vom Schleim mit einer Vibrax®-Klopfmassage durch Ihren Partner.

- Notieren Sie Ihre eingenommenen Notfallmedikamente.
- Arzt oder Krankenwagen rufen; die Kleinigkeiten für das Krankenhaus packen lassen.

## Lungensportgruppen

In Lungensportgruppen können Sie nach einem Aufenthalt in einer Reha-Klinik 1- bis 2-mal pro Woche in einer Kleingruppe mit 10–15 Teilnehmern Ihre neu gewonnene Fitness erhalten. Natürlich sind Lungensportgruppen auch für Patienten geeignet, die bisher noch nicht trainiert haben und ihre körperliche Leistungsfähigkeit verbessern wollen. Das Programm ist speziell auf Ihre besonderen Probleme mit der Atmung eingestellt.

Lungensportgruppen sind normalerweise an Sportvereine angeschlossen und bilden mit Herzsportgruppen und Rückenschule eine so genannte »Reha-Sparte«. Erkundigen Sie sich in Ihrem Verein nach einer solchen Gruppe.

Die Kosten für die Teilnahme werden geteilt. Sie zahlen den Mitgliedsbeitrag für den Verein, Ihre Krankenkasse zahlt auf Antrag pro Stunde etwa 4 Euro dazu.

Speziell ausgebildete Übungsleiter sorgen für ein abwechslungsreiches Trainingsprogramm, in dem auch Atemübungen und Entspannung nicht zu kurz kommen.

Patienten mit schwerer COPD sollten in Lungensportgruppen mit ärztlicher Betreuung trainieren. Eine Alternative kann auch ein Training in einer Krankengymnastik-Praxis sein. Größere Sportvereine verfügen zum Teil auch über Fitness-Zentren, die für Menschen mit chronischen Erkrankungen geeignet sind. Erkundigen Sie sich in Ihrer Umgebung und wählen Sie eine für Sie praktikable Lösung aus. Wichtig ist vor allem ein regelmäßiges Training mindestens 1-mal pro Woche.

Sollten Sie keine Gruppe oder Anlaufstelle finden, können Sie sich auch selbst oder nach Anleitung eines Sporttherapeuten ein kleines Übungsprogramm zusammenstellen, das Sie regelmäßig durchführen.

### Tipps zum Trainingsbeginn

- Die Frage »Fühlen Sie sich wohl?« sollte mit »Ja« beantwortet werden.
- Ein Training beginnt immer mit einer Aufwärmephase. Langsames Gehen, abwechselndes Kreisen mit den Armen, Gehen auf Zehenspitzen usw. über 10 Minuten bringt Ihren Kreislauf in Schwung und wärmt die Muskeln auf.
- Stecken Sie Ihr Trainingsziel nicht zu hoch, sondern steigern Sie die Belastung allmählich. Wer sich zu Beginn überfordert, verliert schnell die Lust weiterzumachen.
- Auch Abwechslung fördert die Motivation. Denken Sie sich Varianten aus. Fahrrad fahren, Schwimmen oder ein langer Spaziergang sind gleich gut geeignet, um Ihre Kondition zu verbessern.
- Das Tempo sollte der Ausprägung Ihrer Erkrankung angepasst sein. Wenn Sie sich bei der Belastung nicht mehr unterhalten können, ist die Anstrengung zu groß. Also: Runter mit dem Tempo.
- Wenn während einer Belastung Herzklopfen oder Schmerzen in der Brust auftreten, Sie schwindelig oder einfach müde und schwach werden, machen Sie eine Pause und erholen Sie sich. Sind die Beschwerden stärker oder wiederholen sich, sollten Sie Ihren Arzt darüber unterrichten.
- Jedes Training endet mit einer Ruhepause. Dafür eignen sich gut Dehnlagen, Entspannungsübungen sowie Atemgymnastik. Nehmen Sie sich Zeit dafür. Ein guter Ausklang dauert 15 Minuten. Dabei sollte Ihr Herzschlag wieder die Ruhefrequenz erreichen.

## Das Heimtrainingsprogramm – nehmen Sie es in Angriff!

Jede folgende Übung sollten Sie 5-mal mit kleinen Pausen wiederholen. Eine Übungsabfolge kann auch 2- bis 3-mal täglich durchgeführt werden.

1. Übung – Schulterkreisen:
   Zuerst vorwärts, dann rückwärts. Jede Schulter einzeln, anschließend beide zusammen
2. Übung – Kreisen mit dem ganzen Arm:
   So nah wie möglich am Kopf vorbei. Zunächst der rechte Arm, dann der linke.
3. Übung – Zunehmende und abnehmende Kreise mit dem ganzen Arm:

Den rechten Arm ausstrecken und auf Schulterhöhe anheben. Zunehmend größere (insgesamt 5) Kreise, dann wieder 5 kleinere Kreise bis zur Ausgangslage. Die Übung mit dem linken Arm wiederholen.

4. Übung – Rumpfübung:
   Auf einem Stuhl sitzend die Rumpfmuskulatur anspannen. Langsam bis 4 zählen und dann wieder entspannen.
5. Übung – Wandpresse:
   Mit leicht auseinander gestellten Beinen vor eine Wand stellen, sodass die ausgestreckten Arme die Wand berühren. Handflächen an die Wand legen, die Arme beugen und gegen das Körpergewicht wieder strecken.
6. Übung – Aufstehen und Hinsetzen:
   Greifen Sie zu Ihrem Küchenstuhl.
7. Übung – Beinmuskel-Übung:
   Auf den Küchenstuhl setzen und das rechte Bein gestreckt anheben. Zählen Sie bis 4 und wiederholen die Übung mit dem linken Bein.
8. Übung – Zehenspitzenstand:
   Im Stehen die Hacken anheben und auf die Zehenspitzen stellen. Anschließend zurück in den Stand.
9. Übung – Gehen im Stand:
   Mit einem Bein auf dem Fuß stehen, das andere Bein im Knie beugen und anheben, bis nur noch die Zehenspitzen den Boden berühren. Im Wechsel mit dem anderen Bein.
10. Übung – Treppen steigen:
   Den rechten Fuß auf eine Stufe stellen, mit dem linken Fuß die Stufe ersteigen. Rückwärts zuerst mit dem rechten Fuß und dann mit dem linken Fuß absteigen. Im Wechsel.

## Patientenschulung

Wenn man an einer chronischen Erkrankung wie der COPD leidet, ist es wichtig, zu einem »Experten« seiner Erkrankung zu werden. Damit sind Sie in der Lage, entscheidende Teile des Krankheitsverlaufes selbst zu bestimmen. Der Schlüssel dazu heißt »Schulung«. Dies wird von den Fachgesellschaften in Deutschland dringend empfohlen. Neben dem körperlichen Training (siehe S. 111 f.) ist die Patientenschulung die zweite wichtige Säule, die Ihnen hilft, mit der Krankheit COPD besser zu leben.

## Aktuelle Situation

Für Patienten mit COPD wird zurzeit nur vereinzelt in Reha-Kliniken ein strukturiertes Schulungsprogramm angeboten. Ein ambulantes Schulungsprogramm fehlt. Dabei haben Untersuchungen gezeigt, dass durch die Patientenschulung eine Verbesserung der Lebensqualität erreicht wird. Ebenso wird die Verwendung von kurz wirksamen Beta-2-Symphatomimetika optimiert.

Ein ambulantes Schulungsprogramm für Patienten mit COPD wird im Augenblick entwickelt. Dieses wird in absehbarer Zeit in Form von Karteikarten vorliegen (Prof. Dr. Worth, Fürth).

## Inhalte der Patientenschulung

Wichtig ist die Aufklärung über Risikofaktoren. Dazu zählt vor allem das Rauchen. Eine Raucherentwöhnung kann in ein Schulungsprogramm meist nicht integriert werden. Dazu ist der Zeitaufwand zu groß und von Mensch zu Mensch zu unterschiedlich. Bei der Raucherentwöhnung helfen Medikamente, Akupunktur, Psychologen und vor allem Ihr starker Wille (siehe S. 57)

Weitere Inhalte sind die Wissensvermittlung über die Erkrankung COPD, das Demonstrieren und Einüben einer korrekten Inhalationstechnik sowie Informationen über die bei dieser Krankheit eingesetzten Medikamente.

Außerdem wird das Überwachen von Symptomen erlernt und eine darauf aufbauende Selbstmedikation bei Verschlechterungen vermittelt. Ein weiterer Schwerpunkt ist das Erkennen von Bronchialinfekten sowie Informationen zu den Möglichkeiten einer Infektvorbeugung. In diesem Zusammenhang sollten auch die Grundzüge einer gesunden Ernährung unter besonderer Berücksichtigung der spezifischen Probleme von Patienten mit COPD erläutert werden.

Ergänzend werden in einer Doppelstunde Techniken der Physiotherapie und Atemtherapie wie z. B. die atemerleichternden Stellungen, Übungen zur Sekretmobilisation mit und ohne Hilfsmittel, Hustentechniken und Entspannungsübungen vorgestellt.

Für den Schweregrad III (siehe S. 89) kommen Informationen über Komplikationen sowie die apparative Therapie wie Sauerstofflangzeittherapie (LOT) oder intermittierende Selbstbeatmung und chirurgische Möglichkeiten der Volumenreduktion als zusätzliche Lerninhalte in Betracht.

### Wie ist die Patientenschulung organisiert?

Grundsätzlich können Sie stationär im Rahmen einer Rehabilitation oder ambulant geschult werden. Bewährt hat sich eine Schulung in Kleingruppen von 4–8 Teilnehmern. Das ambulante Schulungsprogramm für COPD-Patienten von Professor Worth umfasst 4 Doppelstunden, die bei Bedarf um eine Doppelstunde Physiotherapie ergänzt werden können.

Eine moderne Patientenschulung ist so aufgebaut, dass Sie gemeinsam mit den anderen Teilnehmern und dem Schulungsleiter wichtige Fragen diskutieren und gemeinsam erarbeiten. Sie finden hier auch Gelegenheit, Ihre ganz persönlichen Probleme zu besprechen und zu klären. So ein »Unterricht« macht Spaß, wird nicht langweilig und ist obendrein sehr effektiv. Auf Medien wie Folien, Dias, Videofilme u. Ä. kann dabei weitgehend verzichtet werden.

Unverzichtbar hingegen ist eine Tafel oder Flipchart, an der die gemeinsam erarbeiteten Inhalte noch einmal festgehalten werden.

Eine Patientenschulung muss nicht unbedingt vom Arzt durchgeführt werden. Die Erfahrung hat gezeigt, dass sich für die Durchführung der Schulung am besten Arzthelferinnen, Pädagogen oder Physiotherapeuten eignen, die vom Arzt unterstützt werden.

## Wenn Sie zusätzlich andere Medikamente einnehmen müssen

Medikamente können sich nachteilig auf die Muskeln der Atempumpe und der Atemwege sowie die Schleimhaut der Atemwege auswirken. Schlaf- und Beruhigungsmittel, z. B. Valium, Muskel entspannende Medikamente, z. B. Musaril, oder starke Schmerzmittel, z. B. Morphin, schwächen die bereits stark belastete Muskulatur der Atempumpe zusätzlich. Im ungünstigsten Fall kann die Atmung versagen. Eine Ausnahme stellt das niedrig dosierte Morphium dar, mit dem die quälende Luftnot bei schwerem Lungenemphysem gelindert werden kann. Ganz wichtig sind aber Kontrollen der Blutgase und der geistigen Frische.

Asthma auslösende Medikamente wie Beta-Blocker und nicht-cortisonhaltige, entzündungshemmende Medikamente wie z. B. ASS oder Diclofenac sind beim Lungenemphysem ungefährlich.

Bei der COPD mit stärkerer Variabilität der Atemwegsverengung ist größte Vorsicht geboten und ein Therapieversuch nur unter strenger ärztlicher Kontrolle erlaubt. Sollte es zur einer Atemwegsverengung durch Beta-Blocker kommen, sind die inhalativen Anticholinergika am wirksamsten.

Die Funktion der bereits geschädigten Flimmerhärchen wird durch Beta-Blocker, aber auch Opium-/Codein-Tropfen, Morphium und ähnlichen Präparaten beeinträchtigt. Nicht geklärt ist, ob sich dieser Effekt in einer Verschlechterung des Krankheitsverlaufes bemerkbar macht.

Ergänzt sei noch, dass die Bluthochdruck- und Herzmedikamente ACE-Hemmer in ca. 5 % und AT-1-Antagonisten ganz vereinzelt einen »scheppernden« Husten ohne Auswurf verursachen.

## Sexualität

Selbstverständlich nimmt der Drang nach einem Geschlechtsleben im Alter und bei chronischen Erkrankungen ab. Trotzdem ist der Verzicht auf Sexualität eine unsinnige Forderung. Glücklich ist derjenige, der ein erfülltes »Liebesleben« aufrechterhalten kann.

Hilfen, die heute zur Verfügung stehen, sollten ohne Scham genutzt werden.

Bei ca. 80 % der Betroffenen beeinträchtigt die Lungenkrankheit die Sexualität negativ. Der Geschlechtsverkehr ist und bleibt ein Kraftakt, der Energieverbrauch nimmt zu, die Atmung wird tiefer und schneller. Vergleichbar ist die Anstrengung beim Liebesakt mit der Belastung, die Treppen zweier Etagen innerhalb von 4–6 Minuten herauf und herunter zu steigen. Wenn Ihre Atempumpe schon in Ruhe belastet ist, kann eine Atemerschöpfung drohen. Auch die körperliche, schmerzfreie Beweglichkeit ist eingeschränkt und zusätzlich stören Hustenanfälle. Es bestehen also Hindernisse, die überwunden werden müssen.

Bei Impotenz (sexuelle Dysfunktion von Mann und Frau) muss selbstverständlich ein auf diesem Gebiet erfahrener Arzt, z. B. ein Urologe oder Frauenarzt, zu Rate gezogen werden. Die Hilfen sind heute vielfältiger geworden und die Ansätze mit Medikamenten vielversprechend.

### Worauf Sie achten sollten

- Befreien Sie sich durch Atemgymnastik und Hustentechniken vorher vom Schleim.
- Wenn eine Heimbeatmung besteht, entlasten Sie vorher Ihre Atempumpe. Zur Anregung sollten Sie wissen, dass noch 30 % der Patienten mit Heimbeatmung sexuell aktiv sind.
- Die Sauerstofftherapie sollte während des Geschlechtsverkehrs beibehalten werden und die Einstellung der Sauerstoffgabe der bei körperlicher Belastung entsprechen.
- Die atemwegserweiternden Medikamente müssen bereits 30 Minuten vorher inhaliert sein und ihre unterschiedliche Wirklänge berücksichtigt werden.
- Ausgiebige Mahlzeiten, die den vollen Magen auf das Zwerchfell drücken lassen, sind zu vermeiden.
- Das Schlafzimmer sollte eine angenehme, nicht zu hohe Temperatur und nicht zu trockene Luft haben.
- Selbstverständlich ist auch, dass der Gesündere den aktiven Teil zur Freude beider beitragen muss.

Besprechen Sie sich mit Ihrem Partner. Vielleicht hat er sich nur aus missverstandener Fürsorge zurückgehalten. Jede versäumte Gelegenheit, nicht nur im Sexualleben, ist ein Verlust, der nicht nachgeholt werden kann.

## Der Einfluss des Wetters

Die tägliche Erfahrung lehrt, dass nasskaltes Wetter und Nebel, interessanterweise auch bei Aufenthalt im Wohnzimmer, zu einer Zunahme der Luftnot führt. Wenn Sie an solchen auch die Psyche belastenden Tagen ins Freie müssen, vergewissern Sie sich, dass die Medikamente auch korrekt eingenommen wurden. Eventuell ist eine halbe Stunde vorher die zusätzliche Inhalation eines zweiten Medikaments sinnvoll; dies sollten Sie aber mit Ihrem Arzt zuvor besprochen haben. Atmen Sie durch die Nase ein und durch den Mund mithilfe der Lippenbremse aus. Ein Schal vor Nase und Mund kann zusätzlich nützlich sein. Wer es sich leisten kann, flieht wenigstens für zwei Wochen in eine Region mit trockener Luft und milden Temperaturen.

# Reiseziele, Fliegen

Ihre Reiseziele müssen sich dem Schweregrad Ihrer Erkrankung unterordnen.

- Das Wetter sollte sonnig und trocken-warm sein. Tropische Hitze lässt den Gesunden schon stöhnen.
- Sie benötigen ausreichend flaches Gelände für intensive Spaziergänge. Steigungen und Treppen sind für den Schwerkranken Gift.
- Wie weit Sie in die Höhe können, hängt einzig und allein von Ihrem Sauerstoffdruck bzw. Ihrer Sauerstoffsättigung im Blut ab. Je höher Sie wollen, desto besser muss der Ausgangswert sein. Für einen lungengesunden, untrainierten Menschen kann es ab 3000 m kritisch werden. Der Sauerstoff-Partialdruck in den Lungenbläschen fällt dann bereits beim Gesunden von 103 mmHg in Meereshöhe auf 89 mmHg in 3000 m Höhe ab.
- Meiden sollten Sie auch Millionenstädte in der dritten Welt mit hohen Luftschadstoffkonzentrationen.

**Tab. 7: Abhängigkeit des Sauerstoff-Partialdrucks in der Luft und der Sauerstoffsättigung im Blut bei einem Lungengesunden von der Höhe bzw. dem Luftdruck**

| Höhe (m) | Luftdruck (mmHg) | $O_2$–Partialdruck (mmHg) in der Luft | O2-Sättigung (%) im Blut einer Arterie |
|---|---|---|---|
| Meereshöhe | 760 | 160 | 97 |
| 900 | 681 | 143 | 97 |
| 1500 | 632 | 132 | 95 |
| 2100 | 586 | 123 | 93 |
| 2500 | 565 | 118 | 93 |
| 3000 | 523 | 110 | 90 |

## Klimatherapie

»Fahren wir an die See oder besser ins Gebirge?« ist eine häufige Frage bei der Urlaubsplanung. Vor allem für Patienten mit chronischen Atemwegserkrankungen will dies gut überlegt sein. Der Aufenthalt in einer anderen Klimazone kann Vorteile aber auch Nachteile mit sich bringen.

## Seeklima (Thalasso-Therapie)

Das Seeklima ist grundsätzlich geprägt von einer höheren Luftfeuchtigkeit, die im Sommer etwa 70 % und im Winter etwa 90 % beträgt. Der Salzgehalt der Luft ist ebenfalls erhöht. Er hängt entscheidend von der Wellenbewegung (Brandung) des Meeres ab. Dies lässt sich noch bis zu einer Entfernung von 10 km von der Küste feststellen. Vor allem für Menschen mit chronischer Bronchitis und Schleimproblemen kann der Salzgehalt der Luft von Vorteil sein. Ein Spaziergang am Strand (Brandungsinhalation) verbessert den Schleimtransport in den Atemwegen und erleichtert das Abhusten.

Im Vergleich zum Binnenland herrschen an der See größere Luftbewegungen; auf den Inseln der Nordsee bei Westwinden zum Beispiel zwischen 7,2 und 8,6 m/s. Im Vergleich dazu beträgt die Windgeschwindigkeit in Bremen im Mittel »nur« 3,9 m/s.

Ein großer Vorteil des Seeklimas ist die relativ saubere Luft. Im Vergleich zu einer Großstadt mit bis zu 1 Million Partikeln pro $cm^3$ Luft und dem Binnenland mit bis zu 100 000 beträgt die Anzahl der Partikel an der Nordseeküste zwischen 10 und 1000 pro $cm^3$ Luft. Auch ist der Pollenflug vor allem bei Seewinden deutlich geringer.

Trotz der hohen Luftfeuchtigkeit und einer vermehrten Wolkenbildung unterscheidet sich die tägliche Sonnenscheindauer für Westerland/Sylt und für ein Weinbaugebiet in der Pfalz nicht wesentlich.

Das Seeklima ist ein echtes Reizklima, das den ganzen Organismus und auch das Herz-Kreislauf-System belastet. Dies müssen Sie bei der Wahl Ihres Urlaubsortes mit berücksichtigen. Wer das Seeklima verträgt, fährt immer wieder ans Meer.

## Hochgebirgsklima

Von einem Hochgebirgsklima spricht man ab 1000 Meter über dem Meeresspiegel. Kennzeichen dieser Klimaregion ist eine trockene, kühle Luft, eine vermehrte Strahlung (UV = ultraviolett), eine erhöhte Windgeschwindigkeit und ein verminderter Sauerstoffdruck.

Wie an der See ist die Luft auch im Gebirge wesentlich reiner. Über 1000 Meter Höhe treten auch keine Inversionswetterlagen auf, die kurzfristig zu einer sehr schlechten Luftqualität, vergleichbar mit einem ungelüfteten Zimmer, führen können.

Ein wesentlicher Vorteil des Hochgebirgsklimas ist das Fehlen der Hausstaubmilbe und ein wesentlich geringerer Pollenflug. Davon profitieren allerdings in erster Linie Asthmatiker.

Der verminderte Sauerstoffdruck der Luft im Hochgebirge wirkt sich auf den Sauerstoffgehalt des Blutes erst in größeren Höhen messbar aus (siehe Tab. 7, S. 122). Dennoch kann er für chronisch Kranke positiv genutzt werden. Besonders bei einer körperlichen Belastung in über 1000 Meter Höhe kommt es zu Anpassungsvorgängen des Körpers, die sich auch Hochleistungssportler zu Nutze machen. Es kommt zu einer verstärkten Atmung, und das Herz-Kreislauf-System wird aktiviert. Damit gleicht der Körper den verminderten Sauerstoffgehalt der Atemluft aus und trainiert gleichzeitig Atemmuskulatur und Kreislauf. Bei eingeschränkter körperlicher Belastbarkeit, wie sie bei Menschen mit COPD häufig vorkommt, wird so auch ein normaler Spaziergang in einem ebenen Hochtal zu einem effektiven Training. Voraussetzung ist allerdings, dass Ihre Atempumpe noch kleine Reserven besitzt.

Auch das Hochgebirgsklima ist ein Reizklima. Welche der beiden Klimazonen für Sie am besten geeignet ist, muss ausprobiert werden. Eine kleine Entscheidungshilfe haben Sie erhalten.

## Fliegen

Flugreisen bedürfen einiger besonderer Vorkehrungen. Leider gibt es keine einheitlichen Richtlinien. Setzen Sie sich deshalb bitte mit Ihrer Fluggesellschaft in Verbindung.

Von fachärztlicher Seite wird vorgeschlagen, Sauerstoff bereitzustellen, wenn der Sauerstoffdruck während des Fluges den Grenzwert von 55 mmHg erreichen bzw. unterschreiten würde.

In diesem Zusammenhang ist es bedeutsam zu wissen, dass während eines Langstreckenfluges in z. B. 9–11 km Höhe der Luftdruck in der Flugzeugkabine dem Aufenthalt auf einem 2400 m hohen Berg entspricht. Weil mit zunehmender Höhe der Sauerstoffanteil in der Luft von 20,9 % gleich bleibt, der Luftdruck aber nicht mehr wie auf Meereshöhe 760 mm Hg beträgt, sondern stetig abfällt, ist der Sauerstoffdruck in 2400 m etwa um 25 % gesenkt.

Der flugmedizinische Dienst der Lufthansa fordert bei Ihrer Untersuchung vor dem Flug einen Sauerstoffdruck von mindestens 70 mmHg und eine Vitalkapazität von mindesten 3 l.

Da die Umluft in der Flugkabine angewärmt werden muss, wird sie dabei sehr trocken; die relative Luftfeuchtigkeit sinkt auf 15 % ab. Bei längeren Flügen trocknet insbesondere die Nasenschleimhaut aus und ein viraler Infekt wird begünstigt. Hilfreich ist es, vor und während des Fluges die Nasenschleimhaut mit einer fettenden Nasensalbe (Bepanthen-Nasensalbe®) oder mit einem kochsalzhaltigen Spray (Rhinomer-Nasenspray®) vor der Austrocknung zu schützen.

Zusätzlich sind zu beachten:

- Optimale medikamentöse Therapie.
- Ihr Krankheitszustand sollte stabil sein.
- Kein akuter Infekt.
- Keine zusätzliche ungenügend behandelte Herzschwäche.
- Bei Thrombose-Risiko vorbeugende Behandlung, z. B. mit Heparin®.
- Ausgeprägte Lungenemphysemblasen können platzen und Sie akut durch die kollabierende Lunge gefährden (Pneumothorax).
- Sollte während des Fluges eine Sauerstofftherapie in Frage kommen oder notwendig sein, weil Sie bereits eine Sauerstoff-Langzeittherapie durchführen, müssen sie mindestens 2 Tage vor der Flugplanung mit der Fluggesellschaft Kontakt aufnehmen. Beachten Sie bitte, dass Sie Ihren eigenen Sauerstoffbehälter nicht mitnehmen dürfen.

## Wenn eine Operation ansteht

Leider bleibt es vielen Menschen mit einer COPD nicht erspart, dass ein Chirurg sein Messer ansetzen muss. Kleine Eingriffe mit lokaler Betäubung sind meist kein Problem. Steht eine größere Operation an, vor allem im Bereich des Brustkorbes oder des Bauches, ist nach erfolgreichem Eingriff das Risiko von Komplikationen für Sie erhöht. Ihre chronische Erkrankung kann aus dem Ruder laufen. Der Schleim tritt vermehrt auf, ändert seine Farbe und Sie können zusätzlich schlechter abhusten. Ursachen sind eventuell die Intubation (das Einführen eines »Schlauches«) zur Narkose, der Wundschmerz und das Liegen. Das tiefe Durchatmen ist eingeschränkt oder z. T. unmöglich, das Abhusten ist quälend und schmerzhaft. Durch die anstrengende Operation und die Schmerzmedikamente ist Ihre Kraft vermindert. Der Schleim, der sonst laufend abgehustet wird, bleibt zum Teil in den Bronchien liegen und begünstigt das »Andocken« der Bakterien. Im schlimmsten Fall entsteht eine Lungenentzündung. Das müssen Sie auf jeden Fall verhindern!

Wichtig ist zunächst, dass Sie sich auf die Operation optimal vorbereiten. Spätestens jetzt ist die Zeit für die letzte Zigarette gekommen. Aber Vorsicht! Wer erst einige Tage vor der Operation das Rauchen aufgibt, setzt sich sogar einem höheren Risiko aus, da die Schleimproduktion häufig vermehrt ist. Also rechtzeitig aufhören, am besten 2–3 Monate vorher.

Inhalieren Sie regelmäßig und denken Sie daran, dass auch nach der Operation die Inhalation weitergehen muss. Schreiben Sie die Medikamente, mit denen Sie optimal eingestellt sind, für den Arzt im Krankenhaus auf einen Zettel. Dann kann er bereits bei der Aufnahme im Krankenhaus dafür sorgen, dass Sie nach der Operation gut versorgt werden.

Je besser Ihr körperlicher Zustand vor der Operation ist, umso leichter bringen Sie den Eingriff hinter sich. Dies ist bewiesen.

Bewegen Sie sich viel; meiden Sie, wenn möglich, Fahrstühle und das Auto. Auch ein Hometrainer kann Ihnen helfen, sich optimal auf eine Operation vorzubereiten. Besprechen Sie Ihre Pläne am besten vorher mit Ihrem Arzt. Er kann Sie beraten, welche Art von körperlicher Belastung für Sie optimal ist.

# Anhang

## Fragebogen zur Wahrscheinlichkeit einer COPD

Sie haben jetzt sehr viel über chronische Bronchitis und COPD erfahren und wissen, dass eine frühe Diagnose und die darauf folgenden therapeutischen Maßnahmen sehr wichtig sind. Gehen sie den Fragebogen, der vom Berufsverband der Pneumologen in Kooperation mit der Universität Ulm, Abteilung Biometrie und medizinische Dokumentation, erarbeitet wurde, mit Ihren Verwandten und Bekannten durch, um möglichst frühzeitig die richtigen Schritte für Ihre Gesundheit zu tun.

### Der Fragebogen

Mit diesem Fragebogen können Sie für sich die Wahrscheinlichkeit einer chronischen Atemwegserkrankung ermitteln. Beantworten Sie dazu die Fragen mit Ja oder Nein. Auf der Seite 129 können Sie Ihre Summenwerte für COPD errechnen. Die maximale Punktzahl beträgt 100 Punkte.

Sollte der Fragebogen bei Ihnen eine COPD als wahrscheinlich bezeichnen, besteht kein Grund zur Panik! Suchen Sie bei Gelegenheit einfach einen Arzt Ihres Vertrauens auf und besprechen Sie mit ihm in Ruhe das Ergebnis. Er wird für Sie überprüfen, ob Sie tatsächlich unter der Erkrankung leiden.

## Fragebogen

| | Ja | Nein |
|---|---|---|
| a) Haben Sie jemals geraucht? | | |
| b) Sind Sie länger als drei Jahre Nichtraucher? | | |
| c) Sind Sie kürzer als drei Jahre Nichtraucher? | | |
| d) Rauchen Sie derzeit? | | |
| e) Haben Sie mehr als drei Monate im Jahr Husten? | | |
| f) Haben Sie Auswurf an den meisten Tagen für mindestens drei Monate jährlich? | | |
| g) Meiden Sie körperliche Belastungen, weil Sie dann schlecht Luft bekommen? | | |
| h) Leiden Sie auch im Ruhezustand an Atembeschwerden? | | |
| i) Sind bei Ihnen bei jedem Infekt die Bronchien langwierig betroffen? | | |
| j) Leiden Sie an einer Allergie (Heuschnupfen, Hausstaub etc.)? | | |
| k) Haben Sie im letzten Jahr ein Atemspray benutzt? | | |
| l) Alter: | | |
| | | |

## Die Berechnung der Summenwerte für COPD

| Frage | Punkte | | Berechnung |
|---|---|---|---|
| | Ja | Nein | |
| a) | 0 | 0 | |
| b) | 3 | 0 | |
| c) | 7 | 0 | |
| d) | 19 | 0 | |
| e) | 5 | 0 | |
| f) | 6 | 0 | |
| g) | 9 | 0 | |
| h) | 0 | 5 | |
| i) | 5 | 0 | |
| j) | 0 | 8 | |
| k) | 7 | 0 | |
| l) | – | 0 | |
| Alter: unter 36 | 0 | | |
| zwischen 35 u. 55 | 9 | | |
| ab 55 | 17 | | |
| Summe | | | |
| | | | |

## Die Auswertung

**Weniger als 42 Punkte:**
Sie haben wahrscheinlich keine chronische obstruktive Atemwegserkrankung (Raucherbronchitis etc.).

**43 bis 49 Punkte:**
Sie haben vermutlich keine chronische obstruktive Atemwegserkrankung (Raucherbronchitis etc.). Beobachten Sie dennoch Ihren Gesundheitszustand sorgfältig. Wenn Sie im Zweifel sind, suchen Sie einen Arzt Ihres Vertrauens auf.

**50 bis 65 Punkte:**
Ab 50 Punkten besteht eine 50 %ige Wahrscheinlichkeit, dass Sie an einer chronischen obstruktiven Atemwegserkrankung (Raucherbronchitis oder Ähnlichem) leiden.

Eine chronisch obstruktive Atemwegserkrankung beginnt meist schleichend. Achten Sie daher besonders auf körperliche Veränderungen. Suchen Sie, wenn nötig, einen Arzt Ihres Vertrauens auf oder sprechen Sie Ihren Arzt einfach beim nächsten Besuch darauf an.

**65 Punkte und mehr:**
Die Wahrscheinlichkeit ist hoch, dass Sie an einer chronischen obstruktiven Atemwegserkrankung leiden. Suchen Sie einen Arzt Ihres Vertrauens auf.

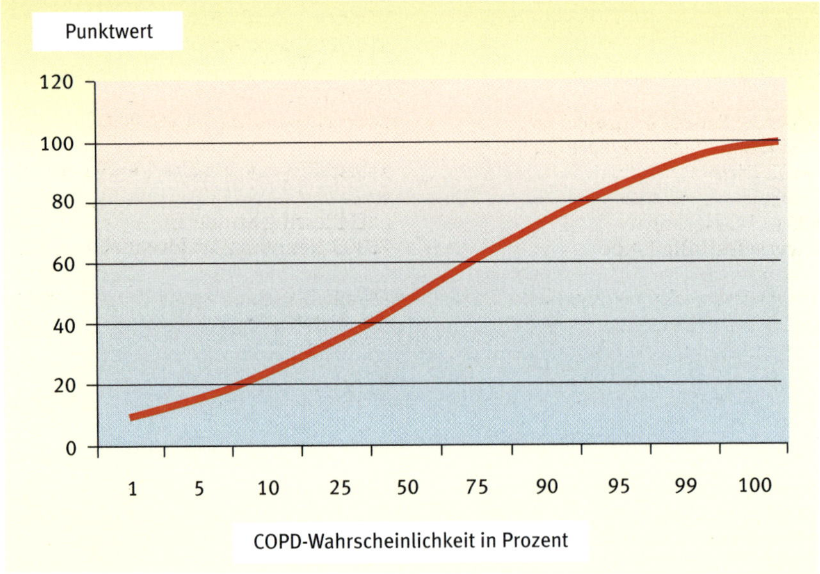

# Adressen, die weiterhelfen

**Arbeitsgemeinschaft Lungensport Hamburg e. V.**
Hasselmannsweg 3
22926 Ahrensburg

**Bundesverband der Organtransplantierten e.V.**
Paul-Rücker-Straße 22
47059 Duisburg
www.bdo-ev.de

**Bundesverband Schlafapnoe Deutschland e.V.**
c/o U. Bertram
Am Burgholz 6
42349 Wuppertal
www.bsd-web.de

**Deutsche Emphysemgruppe e.V**
c/o Frau H. Schwick
Steinbrecherstraße 9
38106 Braunschweig
www.emphysem.de

**Deutsche Atemwegsliga e.V.**
Burgstraße 12
33175 Bad Lippspringe
Tel. 0 52 52/93 36 15
Fax 0 52 52/93 36 16
E-Mail: Atemwegsliga.Lippspringe@t-online.de
www.atemwegsliga.de

**Deutsche Selbsthilfegruppe für Sauerstofflangzeittherapie (LOT) e.V.**
c/o H. Dirmeier
Brunhuberstraße 23
83512 Wasserburg
www.selbsthilfe-lot.de

**Erwachsenen-Histiozytose X e.V.**
c/o Frau D. Kauschka
Langenberger Straße 805
45257 Essen
www.histiozytose-x-ev.de

**Fachverband Schlafapnoe/Chronische Schlafstörungen im Sozialverband VdK**
Wurzerstraße 4a
53175 Bonn
www.vdk.de/fachverband-schlafapnoe/

**Kontaktbüro AG Lungensport in Deutschland e.V.**
c/o Patientenliga Atemwegserkrankungen e.V.
Wormser Straße 81
55276 Oppenheim
Tel. 0 61 33/20 23
Fax 0 61 33/1 20 24
E-Mail: Lungensport@onlinehome.de
www.lungensport.org

**Kooperationszentrum chronische Atemwegsinsuffizienz**
Robert-Koch-Allee 23
82131 Gauting

**Mukoviszidose e.V.**
Bendenweg 101
53121 Bonn
www.mukoviszidose-ev.de

**Patientenliga Atemwegserkrankungen e.V.**
Wormser Straße 81
55276 Oppenheim
Tel. 0 61 33/20 23
Fax 0 61 33/1 20 24
www.patientenliga-atemweg.de

**Selbsthilfegruppe Alpha-1-PI-Mangel**
c/o Frau A.-M. Weik
Karl-Blessing-Straße 13
75305 Neunbürg-Waldrennach

**Selbsthilfegruppe der Alpha-1-Patienten und Angehörigen e.V.**
c/o R. Geerts
Bachstraße 6
46459 Rees-Haldern

**Selbsthilfegruppe Schlafapnoe/ Chronische Schlafstörungen e.V.**
c/o J. Brockmann
Halluinstraße 29
45739 Oer-Erkenschwick

**Verbund Deutscher Selbsthilfen in der Schlafmedizin e.V.**
c/o K. G. Baus, H. D. Weitermann
Postfach 11 07
42755 Haan

## Adressen zum Thema »Raucherentwöhnung«

**Bundeszentrale für gesundheitliche Aufklärung BzgA**
51101 Köln
Fax 02 21/8 99 22 57
Persönliche Telefonberatung zum Thema »Rauchfrei«:
Tel. 02 21/89 29 31

**Klasse 2000 Team Nürnberg**
Thomas Duprée
Klinikum Nürnberg
Prof.-Ernst-Nathan-Straße
90340 Nürnberg

**Koalition gegen das Rauchen**
Heilsbachstraße 30
53123 Bonn
Tel. 02 28/9 87 27 17
Fax 02 28/6 42 00 24
E-Mail: bfge.jh@uumail.de

**Deutsche Lungenstiftung e.V.**
Lönsweg 9
38110 Braunschweig
Tel./Fax 0 53 07/70 67

**Arbeitsgemeinschaft für Gesundheit und Umwelt**
Postfach 20 01 62
63087 Rodgau
Tel./Fax 0 61 06/20 74

**Nichtraucher Initiative Deutschland (NID) e.V.**
Carl-von-Linde-Straße 11
85716 Unterschleißheim
Tel. 0 89/3 17 12 12
Fax 0 89/3 17 40 47

# Bücher zum Weiterlesen

**Was Sie über Atemwegserkrankungen wissen sollten.** Deutsche Atemwegsliga zur Bekämpfung von Atemwegserkrankungen e.V. Pmi Verlags GmbH.

**Leitlinie zur Diagnostik und Therapie der COPD.** Georg Thieme Verlag.

**Endlich freier atmen – Über den Umgang mit chronischen Atemwegserkrankungen.** Hausen, Th. Birkhäuser Verlag.

**Chronische Bronchitis.** Lauber, B. Medicus Verlag Gesundheit

**Sauerstoff-Langzeit-Therapie bei Krankheiten der Atmungsorgane.** Petro, W. Medicus Verlag Gesundheit.

**Asthma und chronische Bronchitis.** Ein Patientenratgeber. Wagner, A. Humboldt Verlag.

## Bücher und Broschüren zum Thema »Raucherentwöhnung«

**Frei von Tabak. Ein Stufenprogramm zur Raucherentwöhnung.** Bezug: Deutscher Ärzteverlag, Formularverlag, Dieselstraße 2, 50859 Köln, Fax 0 22 34/7 01 14 70

Bei der Bundeszentrale für gesundheitliche Aufklärung (Adresse siehe oben) können folgende Broschüren angefordert werden:

**Rauchfrei am Arbeitsplatz**
**Tabakabhängigkeit**
**Das Märchen von der Notwendigkeit des Rauchens**
**Ja – Ich werde rauchfrei**
**Die Luft anhalten**

# Stichwortverzeichnis

## O



## P



## R



## S



## T



## U



## V



## W



## Z